肾积水问答
——科普教育手册

主　　编　　李学松　周利群

副 主 编　　朱宏建　杨昆霖　张　鹏　贾　华

主编助理　　杜毅聪　何宇辉

插　　画　　马新颖　王建鑫

编　　者　（以姓氏笔画为序）

丁光璞　凡　航　王　杰　王　鹤　尹　路

占云路　朱伟杰　刘　佳　刘春林　关　豹

李　爽　李志华　李新飞　李德润　吴宇财

汪　鹏　张　雷　张　霄　张登翔　陈仁宗

郑蒙蒙　俞　婷　钱立霞　徐　辉　翁　迈

黄炳伟　梁文立　彭意吉　韩冠鹏　程嗣达

谢家馨　谢旖静　熊盛炜　穆　莉

人民卫生出版社

图书在版编目（CIP）数据

肾积水问答：科普教育手册 / 李学松，周利群主编
. —北京：人民卫生出版社，2020
ISBN 978-7-117-29875-9

Ⅰ.①肾…　Ⅱ.①李…　②周…　Ⅲ.①肾积水 – 防治
– 问题解答　Ⅳ.①R692.2-44

中国版本图书馆 CIP 数据核字（2020）第 037096 号

| 人卫智网 | www.ipmph.com | 医学教育、学术、考试、健康，购书智慧智能综合服务平台 |
| 人卫官网 | www.pmph.com | 人卫官方资讯发布平台 |

肾积水问答——科普教育手册

主　　编：李学松　周利群
出版发行：人民卫生出版社（中继线 010-59780011）
地　　址：北京市朝阳区潘家园南里 19 号
邮　　编：100021
E - mail：pmph @ pmph.com
购书热线：010-59787592　010-59787584　010-65264830
印　　刷：北京盛通印刷股份有限公司
经　　销：新华书店
开　　本：710×1000　1/16　　印张：8
字　　数：104 千字
版　　次：2020 年 4 月第 1 版　2020 年 4 月第 1 版第 1 次印刷
标准书号：ISBN 978-7-117-29875-9
定　　价：50.00 元

打击盗版举报电话：010-59787491　E-mail：WQ @ pmph.com
质量问题联系电话：010-59787234　E-mail：zhiliang @ pmph.com

主编简介

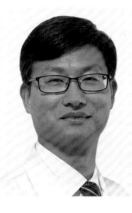

李学松教授

北京大学第一医院泌尿外科科室副主任、主任医师、教授，北京大学医学部硕士研究生导师、博士研究生导师。北京大学泌尿外科医师培训学院副院长，中华医学会泌尿外科学分会（CUA）泌尿男科工程学组委员，中华医学会泌尿外科学分会尿路修复联盟秘书长，中华医学会泌尿外科学分会青年委员会委员，中华医学会泌尿外科学分会青年委员会微创学组副组长，中国医师协会医学机器人医师分会委员，中国医师协会泌尿外科医师分会（CUDA）副总干事兼委员，中国医师协会泌尿外科医师分会尿路修复重建学组副组长，北京医学会泌尿外科学分会青年委员会副主任委员，北京医学会泌尿外科学分会尿路修复与重建学组副组长。

专业方向为泌尿系肿瘤和输尿管疾病的开放及微创治疗，尤其擅长复杂疑难的肾脏、输尿管及膀胱修复重建及泌尿系肿瘤的腹腔镜和达芬奇机器人手术，创新改良多项手术技术，是中国上尿路修复领域年轻一代的开拓者和领军人物。

获得 2015 年度第一届郭应禄泌尿外科青年医师奖，2019 年世界华人泌尿外科学会新星奖，2018 年北京市科学技术奖三等奖，2019 年第三届国之名医优秀风范奖。

在中英文杂志发表了 200 余篇论文，第一或通讯作者发表 SCI 论文 80 余篇，参编或编译泌尿外科专业书籍 15 部。

主编简介

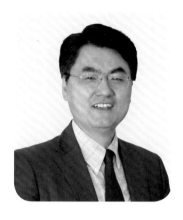

周利群教授

  北京大学泌尿外科研究所所长、主任医师、教授，北京大学医学部硕士研究生导师、博士研究生导师。长期致力于泌尿外科的临床及科研工作，擅长复杂泌尿生殖系统肿瘤的治疗及腹腔镜技术在泌尿外科的应用。

  承担多项国家及省部级课题，包括国家卫健委重大项目及北京市科委重大项目子课题、国家自然科学基金项目、首都卫生发展科研专项重点项目等。以第一完成人获得教育部科技进步奖二等奖及华夏医学奖二等奖等五项国家及省部级奖项，共获得十项国家及省部级奖项。曾荣获中国医师奖、吴阶平泌尿外科医学奖、世界华人泌尿外科学会杰出贡献奖及中华医学会泌尿外科学分会微创学组金膀胱镜奖、中国内镜医师学会"The International Endoscopic Award（国际内镜奖）"及恩德斯医学科学技术奖内镜微创名医奖等。

  发表文章300余篇，其中SCI文章100余篇，主编著作4部，副主编3部，主译2部。并担任《中华医学杂志》《中华外科杂志》《北京大学学报（医学版）》《中国微创外科杂志》及《临床泌尿外科杂志》等杂志的编委及多个国际英文杂志的审稿人。

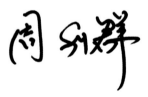

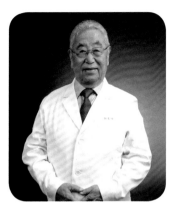

今天收到了李学松和周利群两位教授主编的有关肾积水的科普教育手册，邀请我为本书做序，欣然提笔。

医疗技术日新月异，怎样以浅显、通俗易懂的方式，让公众接受复杂难懂的科学知识，是当今医学的重要命题。目前有很多外科医生手术做得很漂亮，患者恢复得很好，但是患者却并不十分满意，一方面是患者对于自身疾病认识不到位，缺乏了解自身疾病的途径与方式，另一方面是外科医生的表达存在不足，对医学问题的理解与通俗易懂的表达没把握住平衡点，因此对于医学知识的科普不应该是公众被动的接受，更应该是广大医务工作者主动肩负起的责任。这就是吴阶平老师对我们所说的医生要掌握"服务的艺术"。

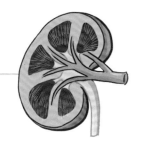

　　《肾积水问答——科普教育手册》系统讲述了肾积水及上尿路修复相关科普知识，从病因到诊断，从治疗到随访等各方面的内容均有涉及，内容充实，采用了大量图片和表格，言简意赅，形象生动，汇聚了北京大学泌尿外科研究所的集体智慧，体现了北京大学第一医院泌尿外科不断创新的理念，是一本很好的医学科普精品。

　　从医半个多世纪以来，我欣慰的看到周利群、李学松等一大批优秀的学生茁壮成长，成为我国泌尿外科的中流砥柱，也看到了他们为推动泌尿外科科普事业而做出的努力。

　　希望这本书能为肾积水患者提供帮助。

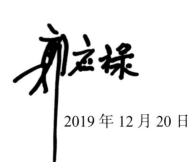

2019 年 12 月 20 日

随着社会主义经济的发展，我国人口老龄化的不断加剧，公众的健康意识逐渐增强，人们对于医学知识的需求也越来越高。医生作为与疾病斗争的第一线战士，有必要也有义务将专业的医学知识转换为通俗易懂的形式普及给大众，提高社会对医学知识的认知，促进公众形成健康、文明、科学的生活方式。

北京大学第一医院泌尿外科是新中国泌尿外科事业的发源地和先行者。于1946年建立专业，创始人为吴阶平院士。1989年起至今，本学科一直为教育部国家重点学科，也是北京大学第一医院重点支持的学科和中央保健基地的组成部分。涌现出以郭应禄院士为代表的一大批全国知名泌尿外科专家。其中，笔者团队主攻上尿路修复及泌尿系肿瘤方向，对于复杂疑难的肾脏、输尿管及膀胱修复重建及泌尿系肿瘤的腹腔镜和达芬奇机器人手术具有较多的临床实践，完成了上千例高难度上尿路损伤的修复手术，其中包括世界首例腹腔镜左侧肠代输尿管联合膀胱扩大术，给众多肾积水患者拔除了长期体外造瘘管或体内支架管，使其回归正常人的生活。

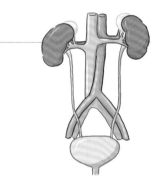

　　遗憾的是，目前我国对肾积水及上尿路修复的相关科普知识十分有限。许多因各种原因导致上尿路损伤患者不知道肾积水的危害，长期饱受肾积水造成的痛苦，更不清楚怎么去治疗、该找谁去治疗。不少患者来就诊时已经辗转多地，拖延多时，错过了最佳的治疗时机，出现了慢性肾功能受损，即使立刻进行手术也不能达到最好的治疗效果，令人十分痛心。我们深刻感受到对于肾积水及尿路修复重建的科普工作刻不容缓，因此提出编写本科普教育手册。在广泛收集患者迫切需要了解的相关问题后，经过全体编者集体讨论，认真完成了本手册的撰写，经多次修改校对后，本书得以与广大读者见面。

　　本书的编者主要由北京大学第一医院泌尿外科上尿路修复团队成员组成。他们之中有经验丰富的专家学者，也有长期工作在临床、教学一线的科室青年骨干。全书力求表达准确，言简意赅，把患者最想了解的内容展现给大家。本书许多插图由马新颖老师及王建鑫同学亲手绘制，使得抽象的医学知识得以生动展示，在此一并表示感谢。

　　希望本手册为祖国卫生事业的科普工作贡献出应有力量。

李学松　周利群

2019 年 12 月

目录

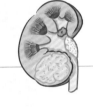

第一章

病因症状

第二章
检查诊断

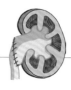

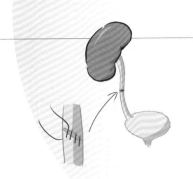

第三章
治疗

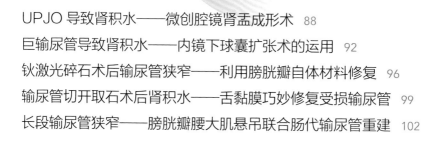

第四章

典型事例

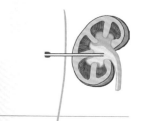

第五章

怎样做到高效就诊

后记

第一章

病因症状

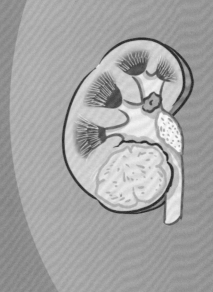

人的泌尿系统由什么组成？

> - 人是一个复杂的整体，泌尿系统是众多系统的其中一部分，所有系统相互配合，形成一个完整的整体。
> - 医学上将人体分泌、储存、排泄尿液的组织器官统称为泌尿系统，人的泌尿系统主要由肾脏、输尿管、膀胱、尿道及其附属组织组成。

　　正常人体的泌尿系统由两个肾脏、两条输尿管、一个膀胱和一条尿道组成。

　　肾脏的实质部分是人体尿液形成的地方。人体各部分的代谢废物经过血液运输抵达肾脏，通过肾脏的血液滤过作用形成尿液。

　　肾脏产生的尿液经输尿管流入膀胱暂时贮存，当尿液达到一定数量后，经尿道排出体外。任何一个相关的器官或组织出现问题都会造成泌尿系统疾病。

　　所谓的肾积水，指的是积蓄在肾脏内部的尿液，而非传统意义上的"水"。

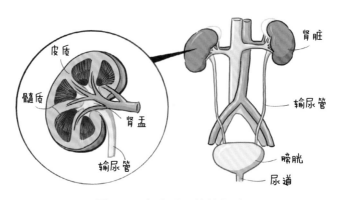

图 1-1　人泌尿系统的组成

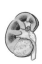

泌尿系统有什么功能？

- 泌尿系统的基本功能是生成、输送、储存和排出尿液，维持机体水的平衡，使得机体水含量合适。
- 排出人体的代谢物质和有毒物质，将人体不需要甚至有害的物质排出体外，从而维持机体正常的生理活动。
- 维持人体的酸碱平衡，通过尿液排出人体在各种代谢过程产生的酸性物质，同时可重吸收碳酸氢盐，控制酸性和碱性物质排出量的比例。
- 合成分泌内分泌物质，调节人体的生理功能。

泌尿系统基本功能是形成、输送、储存和排泄尿液，是人体排泄代谢废物的"下水道"。

肾脏负责形成尿液，输尿管负责将肾脏形成的尿液输送到膀胱，膀胱对来自肾脏的尿液进行暂时储存，达到一定容积后，尿液通过尿道排出体外。

泌尿外科医生又称为"人体的下水道修理工"。

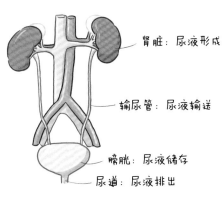

图 1-2　泌尿系统的基本功能

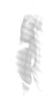

人体生命活动中会产生哪些代谢废物呢？这些废物通过什么途径排出的呢？

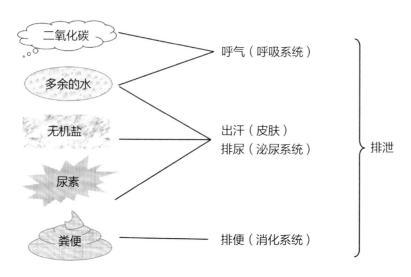

图1-3　人体产生的代谢废物与排出途径

泌尿系统的功能远不止生成尿液，还包括维持酸碱平衡、调节动脉血压、分泌内分泌物质和糖异生等功能，密切参与到人体各项生命活动中。

泌尿系统出现疾病会影响整个人体的健康状态。

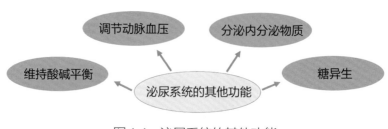

图1-4　泌尿系统的其他功能

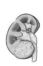

什么是肾积水，为什么会有肾积水？

- 由于泌尿系统的梗阻导致肾盂与肾盏扩张，尿液潴留，统称为肾积水。
- 肾积水的病因十分复杂，可以大致分为先天性梗阻、后天性梗阻，后天梗阻包括外来病因造成的梗阻和下尿路的各种疾病造成的梗阻。
- 了解肾积水的病因是医师决定治疗方式的重要参考依据。

任何原因造成的泌尿系统梗阻都有可能导致肾积水。肾内尿液积聚，压力升高，使肾盂与肾盏扩大和肾实质萎缩，影响肾功能。

临床最常见的先天性肾积水病因是肾盂输尿管连接处梗阻（UPJO），后天获得性病因包括输尿管结石、尿路上皮肿瘤及激光碎石术后输尿管狭窄等。

发现肾积水应及时进行泌尿系统相关检查，及时查明原因，以便进行相应处理。

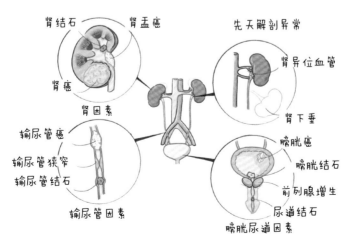

图 1-5 肾积水产生的原因

肾盂输尿管连接部梗阻（UPJO）是引起肾积水的一种最常见的先天性尿路梗阻性疾病。由于肾盂输尿管连接部的梗阻妨碍了肾盂的尿排入输尿管，使肾盂排空出现障碍而导致肾脏的集合系统扩张。

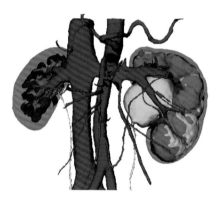

图 1-6　肾盂输尿管连接部梗阻

其他各类先天性泌尿系统畸形，如马蹄肾、先天性巨输尿管、重复肾以及下腔静脉后输尿管等，也是造成先天性肾积水的常见原因。

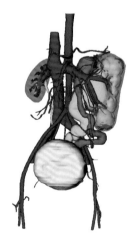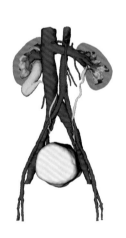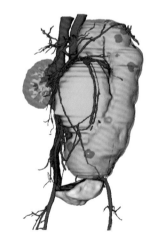

重复肾　　　　　　下腔静脉后输尿管　　　先天性梗阻导致的巨大肾积水

图 1-7　各类先天性畸形

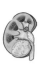

肾积水的分类和程度

- 肾积水的分类方法众多，临床上按年龄、部位、性质、梗阻程度可分为不同类型的肾积水。
- 根据 B 超提示积水的严重程度，临床上把肾积水分为轻度肾积水、中度肾积水、重度肾积水。
- 泌尿系 CT 也是判断肾积水严重程度的重要工具。
- 对肾积水进行分类有助于判断肾积水原因、指导治疗。

临床上对于肾积水有多种分类方法。在临床就诊时，医师会详细询问患者肾积水发病前后的相关情况，一方面是明确肾积水的病因，另一方面是对肾积水进行分类。同时会完善相关检查，了解肾积水的严重程度。

了解肾积水的病因、类型以及肾积水的严重程度对于随后治疗方案的选择至关重要。

表 1-1 肾积水的分类

分类标准	分类名称	疾病病因
年龄	先天性	肾盂输尿管连接部梗阻、马蹄肾等
	后天性	损伤、结石、肿瘤、瘢痕狭窄等
部位	上尿路	先天性畸形、泌尿系结石、肿瘤、炎症、创伤等
	下尿路	前列腺增生、尿道瓣膜、尿道狭窄、膀胱肿瘤、结石、神经源性膀胱等
性质	机械性	肿瘤、结石、异物、狭窄等
	动力性	膀胱输尿管反流等
梗阻程度	完全性	结石嵌顿、肿瘤、误扎输尿管等
	不完全性	输尿管息肉等

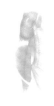
　　肾积水的严重程度分级不仅依据肾盂的大小，还要依据肾盂肾盏由于梗阻影响发生的形状变化，因此积水严重程度与病变严重程度不一定成比例。

表 1-2　肾积水的 B 超分级

肾积水严重程度	B 超影像学表现	肾集合系统分离 *
轻度肾积水	肾脏形态大小多无明显异常,肾实质厚度及回声正常	2 ~ 3cm
中度肾积水	肾体积轻度增大,形态饱满,实质轻度变薄,肾柱显示不清晰	3 ~ 4cm
重度肾积水	肾脏体积增大.形态失常,实质显著变薄或不能显示,肾区均为液性暗区	> 4cm

* 肾集合系统分离：即肾和输尿管连接的地方，由于肾积水压迫，使得正常情况下紧凑的组织结构分离开，并在 B 超图像上得以显示

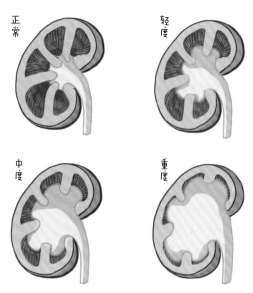

图 1-8　不同分级的肾积水示意图

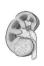

CT 也是判断肾积水严重程度的重要工具。与 B 超相比，CT 对肾积水的判断更为准确，同时可观察肾积水的病因及局部病变附近的情况。

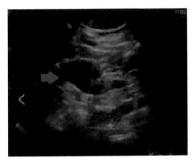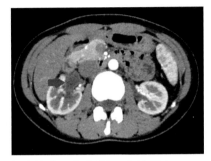

图 1-9　肾积水 B 超、CT 图像（箭头所指为肾积水位置）

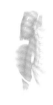
肾积水有哪些症状？

- 肾积水由于发病原因、梗阻部位、程度和时间长短不同，症状表现不尽相同。
- 相当一部分的肾积水患者无明显症状。
- 肾积水出现并发症时，还会表现为并发症相关的症状。
- 症状的严重程度与肾积水严重程度不成比例，但出现症状时应及时就诊。

　　肾积水的症状复杂多变，与肾积水的病因密切相关。需要注意的是，临床上相当数量的肾积水患者平时无明显症状。

　　一般而言，肾积水的常见症状可分为以下几类：

一、腰痛

　　腰部疼痛是肾积水患者最常见的症状。在慢性梗阻时往往症状不明显，仅表现为腰部钝痛。大多数急性梗阻可出现较明显的腰痛或典型的肾绞痛。

二、血尿

　　上尿路梗阻引起血尿并不常见，但是如果继发结石或感染，则在肾绞痛的同时也会出现血尿。在部分梗阻的病例，表现为间歇性梗阻，并可产生血尿。

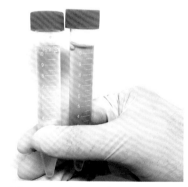

图 1-10　血尿示意图

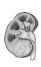

三、水肿

肾积水患者由于尿液积聚在肾脏排出受阻，患者通常会出现颜面水肿，尤其是眼睑水肿较为明显，也可见于足背部水肿。

四、消化道症状

患者有肾积水，尿液排出受阻，可出现腹痛、腹胀、恶心、呕吐等症状，在大量饮水后上述症状会加重。

五、腰腹部肿块

较为少见。肿块起初始于肋缘下，逐渐向侧腹部及腰部延伸，大者可越过中线为表面光滑的囊性肿块，边缘规则，有波动感，压痛不明显。

六、并发症相关症状

肾积水患者如果出现相关并发症，则会出现并发症相关症状。如并发感染时，可表现为急性肾盂肾炎症状，出现寒战、高热等。如梗阻长时间得不到缓解，最终会导致肾功能减退甚至衰竭，出现肾衰竭相关表现等。

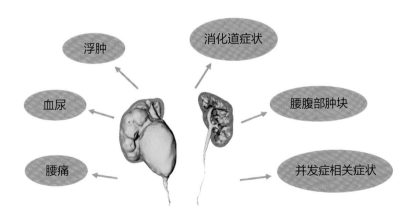

图 1-11 肾积水相关症状

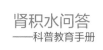
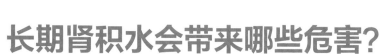

长期肾积水会带来哪些危害？

- 长期肾积水会对肾脏甚至全身造成损害。
- 长期肾积水会造成尿路感染、肾萎缩、肾结石、巨大肾积水等危害。
- 发现肾积水时及时就诊和治疗，是预防长期肾积水造成危害的关键。

肾积水对人体的影响非常大。对于正常人来说，人体的泌尿系统正常工作才可以保证机体的正常运作，那么长期肾积水有什么危害呢？

一、尿路感染

肾积水患者的尿液无法正常排放出体外，很容易导致患者出现尿路感染的情况，当长时间憋尿的时候，尿道口的细菌也很容易上行感染。对于输尿管狭窄或者梗阻的患者，常常需要放置体内支架管或者进行肾造瘘，留置在体内的管道也是引起感染的潜在因素。

出现尿路感染时，一般会出现尿频、尿急、尿痛等膀胱刺激征，一些严重的患者还会出现腰痛、发热等肾盂肾炎的表现。

一般出现上尿路感染时，及时解除梗阻，使用抗生素治疗能达到较好的效果。

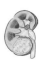

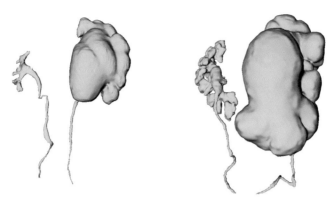

图 1-12 长期肾积水导致的肾脏结构改变

二、肾萎缩

这是对肾积水患者最为主要的危害，当发生肾积水的时候肾就已经开始了萎缩，如果是轻度的肾积水在治疗之后肾萎缩可以恢复，但是严重的肾积水在解除梗阻之后也很难恢复了。

肾萎缩达到一定程度后，剩下来有功能的肾脏不能维持人体正常排泄废物的功能，就需要进行透析治疗，后果十分严重。

三、肾结石

肾积水患者容易发生尿路感染，尿路感染发生后患者的泌尿道中会有很多的菌群、脓球、坏死组织，这些是造成继发性肾结石的罪魁祸首，肾结石给患者带来的伤害会更大。

四、继发性高血压

当长期肾积水时会造成肾功能损害，肾功能受损后可能出现继发性高血压。

五、其他危害

肾积水患者的尿液潴留在肾脏里面会导致患者的肾实质变薄，肾脏会变大，这时候会出现肾功能损害、肾盂感染、肾结石等严重的并发症。

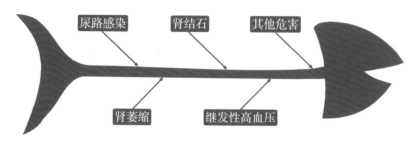

图 1-13　长期肾积水带来的危害

第二章

检查诊断

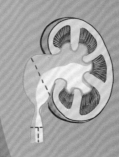
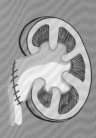

出现肾积水时需要做哪些检查？为什么？

- 要正确诊断一个疾病，除了医生的问病查体，进行一些实验室及影像学辅助检查是必不可少的。
- 实验室检查即我们常说的抽血化验，可以反映人体的造血、凝血等各部分脏器的功能代谢情况，留尿检查也属于实验室检查。
- 影像学检查是指借助某种介质（X线、超声波等）与人体相互作用，把人体内部组织结构通过图像的方式表现出来，供临床医师进行参考。
- 针对每位患者的不同情况，医师会针对性选择检查，以便做出最佳决策。

　　人体的疾病众多且复杂，随着医学技术的不断发展，各类检验检查技术不断革新，让人眼花缭乱。对于需要进行上尿路修复的肾积水患者，医师一般会开具包括抽血、B超、CT尿路造影（CTU）、上尿路造影等检查。开具这些检查的目的是什么，一般需要做哪些辅助检查呢？

　　一般来说，肾积水患者进行辅助检查的目的主要有两个：一是评估双侧上尿路基本形态和病变本身及周边情况，二是评估肾脏的功能。对于需要进行手术的患者，辅助检查的目的还包括评估患者心肺等重要脏器的情况，排除手术相关禁忌，便于及早做出针对性处理。

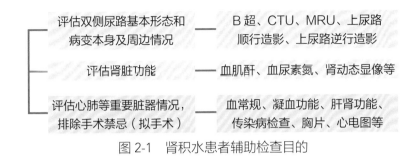

图 2-1 肾积水患者辅助检查目的

需要进行上尿路修复的患者一般需要进行哪些检查，对于这些检查所关注的要点在哪里呢？

表 2-1 肾积水患者主要辅助检查项目及反映的问题

主要的抽血检验			
检验项目	主要关注点	主要反映的问题	必要程度
血常规	WBC、RBC、PLT 等	反映感染、贫血、凝血和止血功能	★★
凝血功能	APTT、PT、INR、FIB 等	人的凝血功能	★
血型	ABO 血型、RH 血型	手术备血参考	★
肝功能	ALT、AST、ALB 等	肝功能情况、全身营养情况	★★
肾功能	Cr、BUN 等	总体肾功能情况	★★★
基因检测	*BMP4*、*ID2*、*HMGI-C* 等	评估是否存在相关基因改变	★
主要的影像学检查			
检查项目	主要关注点	主要反映的问题	必要程度
B 超	是否存在肾积水、严重程度	初筛肾积水及判断严重程度	★★★
CTU+三维重建	双侧上尿路情况、肾积水病变情况	反映肾积水情况、病变及周围情况，作为术前重要参考依据	★★★

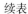

续表

主要的影像学检查			
检查项目	主要关注点	主要反映的问题	必要程度
MRU	双侧上尿路情况、肾积水病变情况	更加精确反映病变组织周围情况，作为术前重要参考依据	★
顺行造影	病变梗阻位置、梗阻程度	反映病变梗阻情况，若输尿管梗阻严重难于判断梗阻远端情况	★★★
逆行造影	病变远端梗阻情况	与顺行造影相互配合，可判断输尿管狭窄长度、梗阻部位、梗阻严重程度	★★
肾动态显像	单侧肾功能情况、尿路通畅情况	了解单侧肾功能情况，观察肾脏形态和尿路通畅通常情况	★★★

注：★：推荐　★★：必要　★★★：非常必要

　　需要注意的是，肾积水是一类复杂病变导致的病理结果。由于每一例患者病因都具有个体性，需要做哪些辅助检查医生会根据患者的具体情况做出选择，在实际临床就诊过程中需要遵从医生建议，以便得到快速准确的诊断。

肾积水患者抽血要关注的指标

> ♦ 抽血检查可以了解人体的感染、造血、凝血、免疫、肝肾功能、传染病情况等信息，是重要的辅助检查。
>
> ♦ 肾积水患者着重关注血肌酐的水平，并且强调需要多次动态观察。
>
> ♦ 临床抽血量的多少是根据化验内容的不同及项目的多少来决定的，抽血量一般采集静脉血、量在 2 ～ 20 毫升。

　　人体的血管就像四通八达的河流，分布在全身，血液就是河水，血液是一种红色黏稠的液体，由血浆和细胞两部分组成。血浆里面有许多像蛋白质、酶、碳水化合物、脂肪、无机盐等物质，平时这些物质的含量都有一定的正常范围；细胞部分有红细胞、白细胞、血小板等。

　　血液里的各种成分都有它们各自的作用，当身体出现毛病的时候，某些成分就会有数量上和质量上的变化，进而通过抽血化验检查出来。

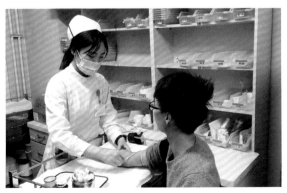

图 2-2　抽血检查

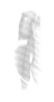

对于肾积水的患者，临床医师最关心的是肾脏的功能。抽血检查中，最能反映肾功能的是血肌酐，在检验报告上的简称为"Cr"。

血肌酐几乎全部经肾小球滤过进入原尿，并且不被肾小管重吸收。内源性肌酐每日生成量几乎保持恒定，严格控制外源性肌酐的摄入时，血肌酐浓度为稳定值。因此，测定血肌酐浓度可以反映肾小球的滤过功能。

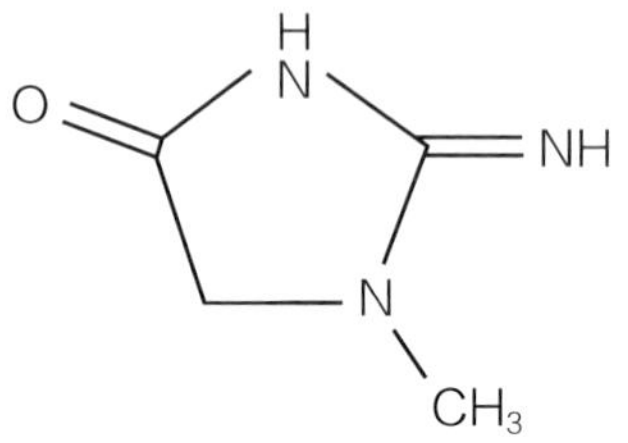

图 2-3　肌酐的化学分子式

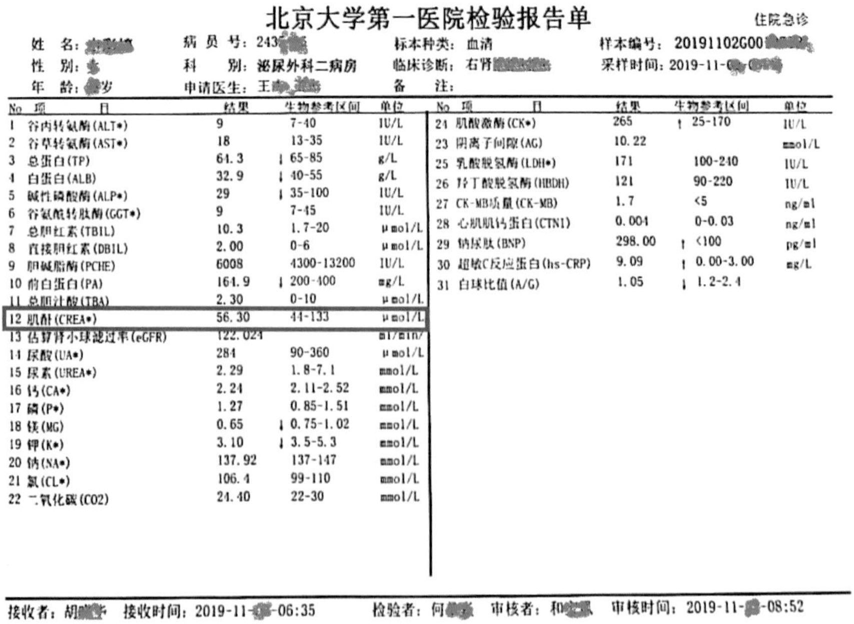

图 2-4　血生化检验报告单

许多患者，看到自己的血肌酐值在正常范围，便认为自己的肾功能完全没问题。其实这是一种对血肌酐值认识的误区。

一方面，血肌酐值并不能及时、准切地反映出肾功能的状况。当人体肾脏的大部分遭受病理损伤，肾小球滤过率下降比例较大时（超过 50%），此时血肌酐值升高的情况才可能在临床上显现出来。此外，当单侧肾功能轻度至中度受损时，由于对侧健康肾的代偿作用，血肌酐值往往也在正常范围内。

另一方面，血肌酐对肾功能的反映强调动态观察，通过在一定时间段（比如 3 个月）内观察血肌酐的变化情况，进而可以了解肾功能的变化情况。

B 超，简单又实用的工具

- B 超是超声波检查的一种方式，对受检者无痛苦、无损伤、无放射性，可以放心接受检查。
- B 超可以清晰地显示各脏器及周围器官的各种断面像，由于图像富于实体感，接近于解剖的真实结构，所以应用超声检查可以早期明确诊断。
- 超声波在实质或液体等介质传导性较好，因此对肾积水的诊断具有较好的灵敏性和特异性。

  B 超检查具有简单实用、无创、无辐射等优势，已成为现代临床医学中不可或缺的诊断方法。

  B 超检查可以清晰地显示各脏器及周围器官的各种断面像，由于图像富于实体感，接近于解剖的真实结构，还可以显示积水肾剩余肾脏组织的形态，也对了解尿路情况有帮助。

  B 超检查是肾积水的首选检查方法。在 B 超显示屏上，液体表现为均一的暗灰色，B 超对液体物质的诊断比较准确，因此对肾盂积水的诊断率较高，可以明确肾盂的积水程度。

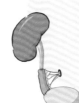

阻力指数（RI）是评价肾脏血管阻力的一项重要指标。

RI 增加表明该血管的阻力指数增加，提示有相应病变发生，如肾性高血压、肾动脉狭窄等。

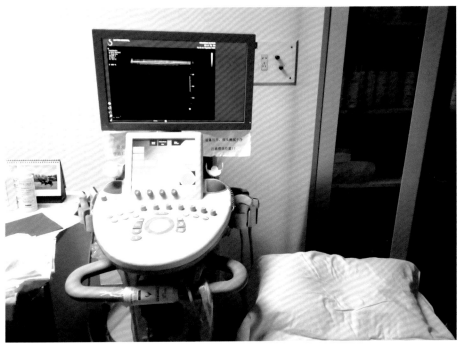

图 2-5　B 超检查

超声诊断肾积水的优点

（1）超声诊断肾积水不仅显示肾盂、肾盏、输尿管有无积水和积水程度，而且同时显示肾实质和血流供应情况；

（2）不需造影剂，无碘过敏的禁忌，且对肾功能丧失或受损患者仍能显示。

出现什么情况需要进行 B 超检查？

由于肾盂具有一定的扩张能力，所以在肾积水早期可能没有任何的症状，而后期则会引起肾功能的损伤。所以出现以下症状需要做 B 超检查：①腰背部胀痛；②腰部可摸到囊性包块；③出现尿色变红、血尿；④畏寒、发热、脓尿；⑤慢性肾功能不全，尿毒症；⑥不明原因的水肿。

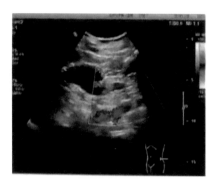
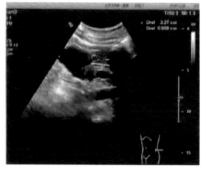
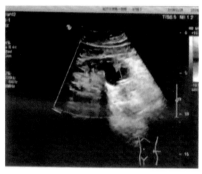
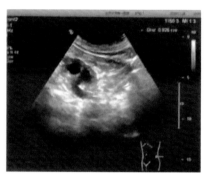

图 2-6　B 超肾积水检查结果（肾盂、输尿管上段因积水扩张）

做 B 超检查前需要做哪些准备？

　　检查前一般无须特殊准备。一般在检查前 30 分钟饮水 500～1000 毫升，使膀胱中度充盈，储尿量约 300 毫升为宜，这是因为膀胱充盈过度有时会引起输尿管返流，或影响肾盂内尿液的排空，难以判断肾积水原因，而充盈不足则会影响检查结果。所以，做 B 超检查时，不要过度憋尿也不要膀胱空虚无尿。

CTU+ 三维重建
——肾积水评估的利器

- 普通泌尿系 CT 平扫利用精确准直的 X 线束对人体泌尿系统进行的断面扫描，可获得泌尿系统的横断面图像，用于肾积水的诊断。
- CT 尿路造影（CTU）是经静脉注入造影剂后，再按特定的时间行 CT 扫描，获得与泌尿系统与周围组织增强显像后的图像，从而提高肾积水诊断准确率。
- 泌尿系三维重建是在 CTU 基础上，通过计算机算法处理重建，获得直观立体的泌尿系统重建模型，对于诊断病变及确定手术方案具有重要指导作用。

　　CT，即电子计算机断层扫描，是利用精确准直的 X 线束与灵敏度极高的探测器一同围绕人体的某一部位作一个接一个的断面扫描，从而获得该部位的横断面图像。具有扫描时间快、图像清晰等特点，可用于多种疾病的检查。

　　用于泌尿系统的 CT 检查可分为泌尿系 CT 平扫、CT 尿路造影（CTU）以及泌尿系 CT 三维重建。

　　泌尿系 CT 平扫即是不使用造影剂的情况下针对泌尿系统的 CT 平扫，不仅能显示肾盂、肾盏及膀胱内腔，还能显示肾实质和膀胱壁等疾病，是泌尿系各类 CT 检查的基础。

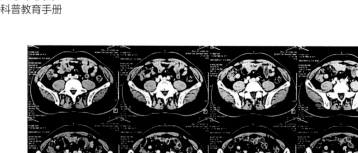

图 2-7　泌尿系 CT 平扫

CTU，即 CT 尿路造影，是经静脉注入造影剂后，由于肾脏的分泌功能使得对比剂在肾盏、肾盂、输尿管及膀胱内充盈，利用 CT 对受检部位在不同时期的扫描。CTU 可获得病变部位更加详细的信息，有利于提高诊断的准确性。

一句话，就是 CTU 比普通 CT 平扫更清楚。

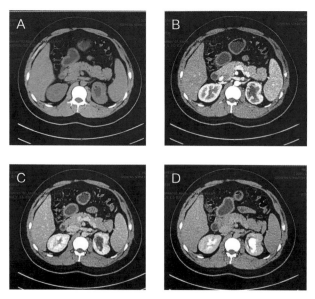

图 2-8　同一层面不同时间的泌尿系增强 CT 图像（A 至 D 分别对应平扫期、动脉期、静脉期和延迟期，通过观察受检部位不同时期的显影有助于医生更准确判断病变情况）

不是每个人都可以做 CT 增强扫描的。要做 CT 增强前，需要临床医生评估过才能做。有以下情况禁止做 CT 增强：

（1）过敏体质或造影剂过敏史者，因为要向血管里打入含有碘的造影剂，所以有过敏体质或者对碘过敏的患者，不能做增强 CT，一旦发生过敏反应，严重可以呼吸心跳骤停，危及生命。

（2）有甲状腺功能亢进、重症肌无力、服用二甲双胍等的人群也不宜做 CT 增强扫描。

（3）妊娠。怀孕期间不能做 CT 增强扫描，因为注射的药物和放射线有可能对胎儿产生损害。

（4）肾功能不全慎做，需要经过医师根据患者具体情况综合判断。

经评估后可以做 CT 增强扫描的患者，需要做以下检查前准备：

（1）检查前 4 小时，不吃食物，可以喝水，并且要大量喝水，约 500～1000ml。因为注射入体内的造影剂，在 2 小时内会通过肾大量排出，喝水能促进造影剂的排出。这也是为什么肾功能不好的患者要慎重，肾功能不好，造影剂排不出去，会聚集在体内，引起损害。

（2）检查前需要在静脉血管留置一个注射造影剂的留置针。

（3）检查后需要在放射科留观半小时，观察有无过敏反应。并且检查后也需要大量喝水，目的也是促进造影剂排出。

泌尿系 CT 三维重建是基于泌尿系增强 CT 的原始薄层数据，将上述泌尿系相关结构进行 3D 可视化的处理，使结果更加精准、更加直观。二者综合检查可以清晰地显示解剖的准确部位，有助于评判肾积水体积、积水严重程度、肾脏实质厚度，以及病变周围血管分布。

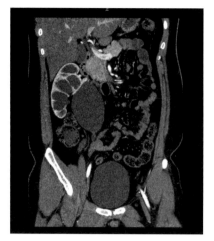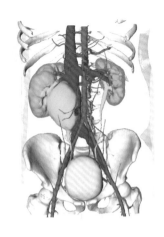

图 2-9 同一患者泌尿系增强 CT 与三维重建结果比较

三维重建结果可以帮助临床医生制定治疗方案，尤其对手术定位有重要意义。经过三维重建后的图像，医生可以从任意角度观察，并且可以实现旋转、缩放、切割、抹除、透明化任意器官，在术前医生可以多角度、反复观察三维影像以明确病变部位及周围组织、血管毗邻关系。

患者的三维重建结果会在术中辅助精准导航，有助于术者在术中提前预知血管分布及解剖位置，有效提高手术安全性，减少术中出血，缩短手术时间。

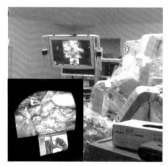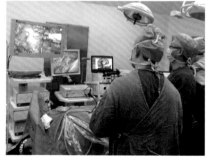

图 2-10 三维重建在术中辅助精准导航（左图为达芬奇手术机器人系统中的运用，右图为腹腔镜手术中的运用）

三维重建技术还可以对术前、术后积水体积进行量化对比分析处理，更加直观地评价手术效果。

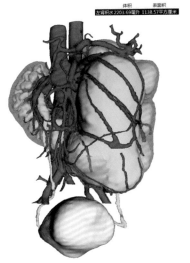
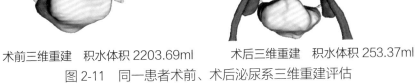

术前三维重建　积水体积 2203.69ml　　　术后三维重建　积水体积 253.37ml

图 2-11　同一患者术前、术后泌尿系三维重建评估

MRU 跟 CTU 有什么区别?

- MRI 是利用磁共振原理进行体内结构成像的技术,相对于 CT,对软组织的分辨率更好,且无辐射。
- MRU 是磁共振泌尿系水成像技术,对尿路中的尿液成分进行成像,可清晰地显示肾脏各组织结构,与 CTU 相比,无辐射但细节显示能力有限。
- MRI 及 MRU 适用于心肾功能不全、孕妇、小儿和造影剂过敏者。

MRI,即磁共振成像,是利用氢核(H^+)在强磁场内发生共振产生的电磁信号,经计算机处理绘制成人体内部结构图像的一种成像技术。人体 2/3 的重量为水(H_2O),人体内器官和组织中的水分并不相同,很多疾病的病理过程会导致水分分布的变化,即可由磁共振图像反映出来。

MRI 与 CT 相比,成像更加清晰,早期可以发现微小的组织损伤,且无辐射损害,但检查时间较长、费用相对高。

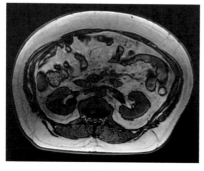
MRI 图像

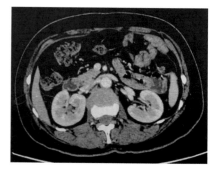
CT 图像

图 2-12　MRI 与 CT 成像区别

MRU 是磁共振泌尿系水成像技术，其利用磁共振水成像原理，对尿路中的尿液成分进行成像，能清晰地显示肾脏集合系统、输尿管、膀胱。对于软组织的成像效果一般比 CT 要清晰，对于肿瘤患者可以更明显的观察到病变部位的具体情况。

MRU 无辐射损伤，无需造影剂，对肾功能无损伤，视野观察大。

但 MRU 不易显示输尿管全程，空间分布率较低，细节显示能力有限，小结石容易被高信号的尿液掩盖。对心肾功能不全、孕妇、小儿和造影剂过敏者适用。

表 2-2　CTU 与 MRU 的区别

	检查过程	辐射	造影剂	无创性	不适用人群
CTU	速度快,操作简便	有	需要	是	心、肺、肝、肾功能不全者,造影剂过敏史者,孕妇和小儿
MRU	时间偏长(10 ~ 40 分钟)	无	不需要	是	有金属植入物者,幽闭恐惧症及呼吸不配合者

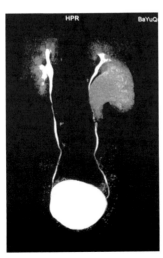

CTU 图像

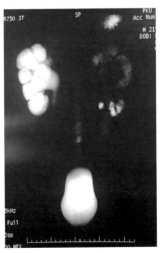

MRU 图像

图 2-13　CTU 重建与 MRU 成像区别

尿路造影的作用和意义

- 常见的尿路造影包括顺行尿路造影和逆行尿路造影，其中顺行尿路造影又可分为静脉尿路造影和经肾造瘘的顺行尿路造影。
- 静脉尿路造影是上尿路疾病的基本检查方法，可以清晰显示肾盂、输尿管的形态并初步了解分肾功能，对诊断肾积水有一定的意义。
- 静脉尿路造影使用含碘造影剂，可能引起过敏，有哮喘史及药物过敏史的患者需要及时向医生说明。

　　想要知道有没有肾积水、肾积水的程度有多严重，尿路造影是最直观的检查方法之一。常见的尿路造影包括顺行尿路造影和逆行尿路造影，其中顺行尿路造影又可分为静脉尿路造影和经肾造瘘的顺行尿路造影。本章节我们将主要讲解静脉尿路造影，经肾造瘘的顺行尿路造影和逆行尿路造影将在下面两章介绍。

　　静脉尿路造影是一种上尿路疾病的基本检查方法。大致原理是：经静脉注射的造影剂被肾脏滤过、浓缩，排泄到尿路中；在 X 线透视下，可以将尿路显影，显示肾盂、肾盏、输尿管和膀胱的形态并初步了解分肾功能。

　　其临床意义是用于检查泌尿道的器质性病变，观察尿路梗阻的部位和原因，还能够显示尿路结石造成的造影剂充盈缺损；对肾结核、慢性肾盂肾炎、肾盂肿瘤所致的肾盂、肾盏破坏也各有其特征性改变。

表 2-3 静脉尿路造影可以辅助诊断的疾病

泌尿道管内病变	肾结石、输尿管结石
泌尿道管壁病变	肾盂肿瘤、输尿管肿瘤、结核、积水、输尿管瓣膜和息肉等
泌尿道管外病变	肾癌、肾囊肿、肾结核、输尿管外在压迫等
泌尿系畸形	肾盂输尿管连接部梗阻、巨输尿管、马蹄肾、输尿管异位开口、腔静脉后输尿管、肾下垂等

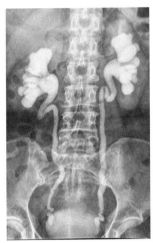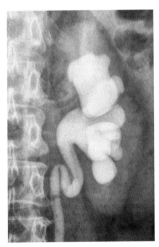

图 2-14 静脉尿路造影的成像

静脉尿路造影检查前准备

（1）做碘过敏试验，进行屏气训练。

（2）造影前 2～3 天不吃易产气和多渣的食物，并禁服钡剂或碘剂，以及含钙或重金属的药物。

（3）造影前 1 天下午服缓泻剂。老年、长期卧床、习惯性便秘者，可提前 2～3 天每晚服缓泻剂。

（4）检查前 12 小时禁食、禁水。

（5）摄腹部（肾、膀胱）平片像，确定是否符合造影条件。

（6）造影前排尿，使膀胱空虚。

　　需要注意的是，静脉尿路造影所使用的造影剂是含碘的，有哮喘史及药物过敏史的患者需要向医生及时说明。另外，甲亢、肾功能严重受损、妊娠早期妇女应禁用，妊娠中晚期妇女、哺乳期妇女、肝脏功能不全、心脏功能不全、活动性肺结核的患者应慎做此检查。

什么是经肾造瘘的顺行尿路造影？

◊ 经肾造瘘的顺行尿路造影是尿路重建修复前非常重要的检查方法。

◊ 对于已经行经皮肾造瘘、或准备行肾造瘘的患者，本方法具有极大的优势。

◊ 经肾造瘘的顺行尿路造影可能引起感染，检查前需评估肾造瘘尿液感染情况，检查前后需要预防性使用抗生素。

经肾造瘘的顺行尿路造影，简称造瘘管造影，是指对于已经行经皮肾造瘘的患者，可经过肾造瘘的引流管直接注入造影剂，在X线下显示患侧上尿路的肾盂、肾盏，以及梗阻近端输尿管的形态，对于上尿路梗阻疾病的诊断具有重要的作用，可基本取代静脉肾盂造影。

经肾造瘘顺行尿路造影的检查步骤

（1）首先拍摄X线片以确认造瘘管的位置；

（2）从造瘘管中注入一定浓度的含碘造影剂，使造影剂与尿液混合后充盈肾盂后流入输尿管，拍摄X线片以观察患侧尿路形态。

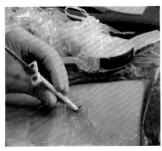
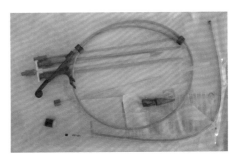

图 2-15 经肾造瘘操作及器械

经肾造瘘顺行尿路造影的注意事项：

由于经肾造瘘的顺行尿路造影是一种有创操作（肾穿刺造瘘）后的检查，一般不作为首选检查，但是，对于已经行经皮肾造瘘的肾积水患者，使用本方法进行尿路梗阻的诊断会更具优势。

由于经肾造瘘的顺行尿路造影可能引起感染，在造影检查前，需要评估肾造瘘尿液的感染情况，感染严重者需先控制感染，再行造影检查。

在造影检查前后，通常需要静脉输注抗生素以预防感染。

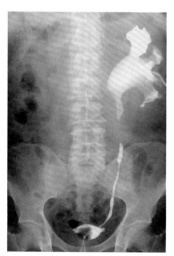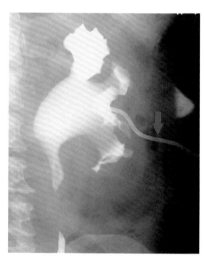

图 2-16　经肾造瘘顺行尿路造影

（红色箭头为肾造瘘管）

什么是逆行尿路造影？

- 逆行尿路造影是顺行尿路造影的补充性检查手段，诊断目的与顺行尿路造影相同。
- 逆行尿路造影主要用于顺行尿路造影显影不良的患者，尤其是上尿路梗阻远端输尿管情况不明者，对于肾功能不全或碘过敏的患者也可以安全使用。

逆行尿路造影是顺行尿路造影的补充检查手段，诊断目的与顺行尿路造影是相同的，主要用于顺行尿路造影显影不良或碘过敏的患者，尤其是上尿路梗阻远端输尿管情况不明者。对于没有肾造瘘的患者，逆行造影是必要的检查方法，其目的是显示上尿路，尤其是梗阻远端的上尿路形态；此外，还可以在 X 线透视下观察造影剂的动态排出过程。

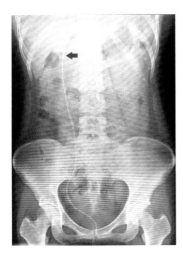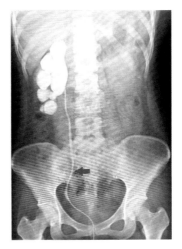

图 2-17 逆行尿路造影的成像

（红色箭头为逆行插入的输尿管导管）

逆行尿路造影的检查步骤

检查开始先行膀胱镜检查，然后向患侧输尿管内插入输尿管导管，拍摄一张尿路平片观察输尿管导管的位置是否合适，明确位置合适后，向输尿管导管内注入造影剂。一般以注药时患者腰部有酸胀感为度。

表 2-4　顺行尿路造影与逆行尿路造影的比较

	顺行尿路造影		逆行尿路造影
	静脉尿路造影	经肾造瘘顺行尿路造影	
检查方式	经静脉注入造影剂,造影剂由肾排泄到尿路中,在 X 线透视下将尿路显影	经肾造瘘管向肾盂和输尿管内注入造影剂,在 X 线透视下,显示尿路形态	经膀胱镜逆行插入输尿管导管,通过导管向肾盂和输尿管内注入造影剂,在 X 线透视下,显示尿路形态
静态成像特点	同时显示双侧肾盂、输尿管的形态	显示被检查一侧的肾盂、输尿管形态,针对性更强	显示被检查一侧的肾盂、输尿管形态,相比静脉尿路造影更加清晰
动态成像特点	显示排尿动态过程,例如排空时间延长也可反映肾积水	可以短暂显示排尿动态过程	可以短暂显示排尿动态过程
主要作用	肾积水的基本检查方法	尿路重建修复前重要的检查方法	尿路重建修复前重要的检查方法
创伤性	无创检查,不引起出血、感染,患者痛苦小	有创检查,可能带来出血、感染等副作用	有创检查,可能带来出血、感染等副作用,患者有一定痛苦
适用性	肾功能受损的患者,静脉尿路造影难以看清病变	肾功能受损患者也可以拍出清晰的影像结果	肾功能受损患者也可以拍出清晰的影像结果
碘过敏风险	静脉注射用的造影剂含有碘,可能引起过敏	造影剂不接触血液,过敏风险低	造影剂不接触血液,过敏风险低

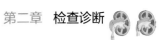

　　另外，如果有以下不适合进行逆行尿路造影的情况，在进行此项检查前应告知医生，以便选择其他检查方法：严重的泌尿道先天性畸形者、尿道狭窄、急性膀胱炎、严重膀胱疾病、尿谄感染、急性肾盂肾炎、输尿管炎、膀胱挛缩、严重全身衰竭、严重心血管疾病的患者。

为什么做了肾造瘘顺行造影，还要做逆行插管造影？

- 顺行造影或逆行插管造影的目的均为确定输尿管狭窄部位和长度。
- 对于输尿管狭窄严重甚至闭锁的患者，肾造瘘管顺行及逆行插管的联合造影，可明确狭窄段部位、长度及严重程度，是其他检查无法替代的。
- 本检查通常用于输尿管完全离断、输尿管闭锁及复杂长段狭窄及多处狭窄的患者。

　　联合造影即顺行造影同时做逆行造影。输尿管狭窄患者由于各种原因（严重外伤、放疗）使输尿管完全离断、闭锁或复杂长段狭窄（狭窄长度大于 3cm 或多处狭窄），单纯顺行或逆行造影往往造影剂不能通过狭窄段，因此不能确定狭窄段的具体部位及狭窄长度。联合造影可以更直观的确定狭窄段的上下两端的位置，评估狭窄段的长度，为手术提供更直接有效的定位。肾造瘘管顺行联合逆行插管造影是静脉肾盂造影、CT 及磁共振等无创检查所无法替代的，它可明确狭窄段的真实长度及复杂程度，从而确定病变部位，制定治疗方案。

顺行及逆行插管联合尿路造影的检查步骤

　　留置肾造瘘管的输尿管狭窄患者，先于病变输尿管内逆行插入输尿管导管，X 线下确定输尿管导管及肾造瘘管位置，由肾造瘘管及输尿管导管同时注入造影剂使输尿管显影（可参见顺行造影和逆行插管造影的具体步骤）。

联合造影的注意事项

由于联合尿路造影可能引起感染，在造影检查前，需要评估肾造瘘尿液的感染情况，感染严重者需先控制感染，再行造影检查。

在造影检查前后，通常需要静脉输注抗生素以预防感染。

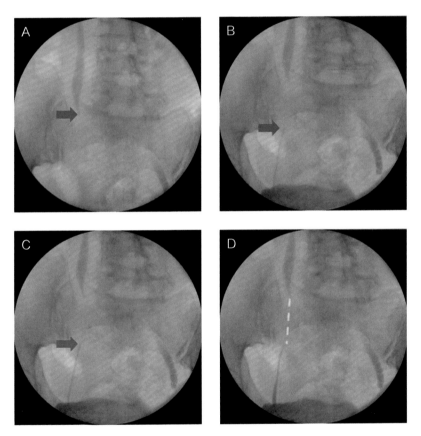

图 2-18 顺行和逆行联合尿路造影的成像

A. 箭头处为狭窄段上端；B. 箭头处为逆行插入输尿管导管；C. 箭头处为狭窄段下端；D. 黄色虚线为狭窄段

肾动态显像是什么？

- 肾动态显像最独特且最重要的功能是可用来评估单侧的肾功能，评估患侧肾脏是否存在治疗意义。
- 注射利尿剂的肾动态显像还可评估尿路梗阻的性质与程度。

肾动态成像原理

静脉注入能被肾脏浓聚、迅速经尿排除的显像剂，用 γ 相机或 SPECT 动态连续或间隔一段时间多次采集系列影像，可观察显像剂在腹主动脉、肾动脉、肾实质和尿路的动态过程。

经计算机影像处理后，可获得肾血流灌注图像、功能动态图像以及绘出双肾的时间 - 放射性曲线（TAC）。

肾动态成像应用

对于肾积水患者，肾动态显像的最主要目的就是判断是否存在尿路梗阻和梗阻的性质，以及患肾功能，评估患侧肾脏是否存在治疗意义。

肾动态成像检查方法

患者准备，正常饮食，检查前 30 分钟饮水 300 毫升，临近检查前排尿。患者坐位或仰卧位，经肘静脉以"弹丸"式推注显像剂。

肾动态显像报告的解读

作为非医学专业人士，仅需了解肾动态显像所反映的分肾肾小球滤过率及了解时间放射活性曲线（TAC）所反映的临床意义即可。

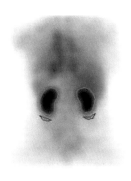

Kidney	Left	Right
Kidney Area (cm²)	48.22	44.95
Kidney Depth (cm)	5.02	5.05
Perfusion index	359.48	466.96
Uptake% (Int)	50.96	49.04
GFR	46.72	45.18

注释：

Kidney Area：肾脏面积　　Kidney Depth：肾脏深度

Perfusion index：灌注指数　Uptake%：分肾摄取占比

GFR：肾小球滤过率

图 2-19　肾动态显像分肾功能结果

肾动态显像最独特且重要的作用是可以量化单侧肾脏功能，即单侧肾功能结果。北京大学第一医院成人 GFR 正常参考值：双侧 >68ml/min，单侧肾 >34ml/min。

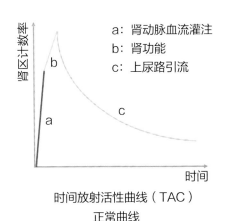

a：肾动脉血流灌注
b：肾功能
c：上尿路引流

时间放射活性曲线（TAC）
正常曲线

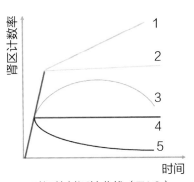

时间放射活性曲线（TAC）
异常曲线

图 2-20　时间放射活性曲线（TAC）

时间放射活性曲线（TAC）反映的临床意义

1. **持续上升**，单侧多见于急性上尿路梗阻；双侧多见于急性肾功能衰竭或双侧尿路引流不畅。

2. **高平台**　多见于上尿路梗阻伴重度肾积水。

3. **抛物线**　多见于上尿路梗阻伴轻中度肾积水，脱水、肾功能损害、肾缺血也可出现。

4. **低平台**　多见于慢性上尿路重度梗阻伴肾积水，也可见于肾功能严重损害和急性肾前性肾功能衰竭。

5. **低水平下降**　肾功能极差、无功能、肾切除后或肾缺如。

基因检测在肾积水诊断中的应用

> ○ 基因检测是通过血液、其他体液、或细胞对 DNA 进行检测的技术，借此识别病因或预测患病风险。
>
> ○ 对于泌尿系统先天性畸形导致肾积水的患者，可以进行基因检测，以便明确疾病发生的原因，在条件允许情况下进行早期预防。

什么是基因检测

基因检测是一种通过血液、其他体液或细胞来检测 DNA 的技术。先从被检测者提取其外周血或组织细胞，通过专业设备检测其中的 DNA 分子信息，分析基因类型和存在的基因缺陷，借此识别病因或预测患病风险。

基因检测的作用

基因检测主要是帮助临床医生明确诊断疾病，明确疾病发生的原因，进而给予临床在治疗方面提供更多的信息，给予患者及家庭提供遗传咨询的依据。

哪些人应该进行基因检测？

①年幼发病或虽已成年但由于疾病进展较慢怀疑年轻时即起病患者；②近亲患有与遗传密切相关的肾积水；③发现与遗传性肾积水相关的症状或疾病；④家族中有成员具有已知的遗传突变；⑤双侧泌尿系积水性病变（良性）。

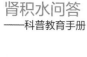
目前部分已知的肾积水相关基因

表 2-5　部分已知的肾积水相关基因

BMP4、*ID2*	低表达致 UPJ 梗阻段平滑肌发育异常
SOX17	膀胱输尿管反流 3 型、巨输尿管症
22q11.2 微缺失综合征	泌尿系统畸形
HMGI-C	盆腔脂肪增多症
PKD1/PKD2	多囊肾相关疾病
其他相关详情请咨询专业医师或遗传咨询师	

第三章

治疗

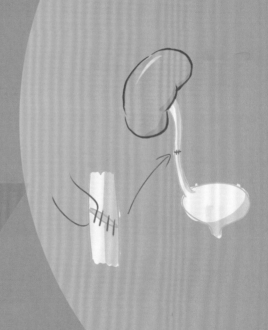

肾积水的治疗原则，保守还是手术？

- 由梗阻导致的肾积水，治疗最基本原则是解除梗阻，恢复尿路的连续性及通畅性。
- 各种治疗方法最终目的在于保护肾功能，提高生活质量。
- 治疗方案应全面分析，考虑周全，在医患双方充分沟通基础上，选择最合适的方案。

肾积水基本治疗原则

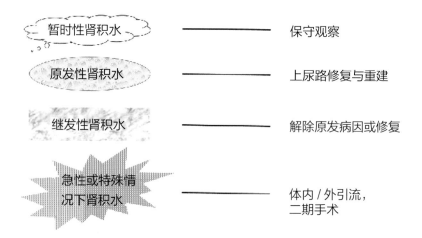

图 3-1　肾积水基本治疗原则

1. 暂时性肾积水　对于病情发展缓慢，积水程度轻，没有特殊症状，如慢性炎症水肿所致的肾积水，部分患者可以采用药物治疗，消炎解痉，达到治疗目的，此种情况需要遵从医师嘱托，定期复查。

2. **原发性肾积水** 病变本身位于输尿管，且非输尿管恶性肿瘤因素。包括先天性畸形需要长期放置体内支架管或者肾造瘘管，患者本身对于生活质量要求比较高时，可以接受上尿路修复与重建的相关治疗。

3. **继发性肾积水** 病变非本身位于输尿管，或者是输尿管肿瘤。对于已明确病因的肾积水患者，比如结石、结核、前列腺增生、输尿管肿瘤梗阻压迫引起的，需要积极通过治疗去除导致这些病变的原因，恢复输尿管通畅性。

去除病因后仍存在肾积水的患者，则需要考虑行尿路修复手术治疗。

4. **急性或特殊情况下的肾积水** 对于短时间内出现的肾积水，并出现感染严重，或者患者病情重，可以紧急放置体内输尿管支架或者体外肾造瘘管，先将肾内积蓄的尿液引出体外，最大程度保护肾功能，待患者病情稳定后，再根据具体情况处理。

对于年龄大，手术风险高，预计手术治疗获益少，或者对生活质量要求不高的患者，长期放置体内输尿管支架或者体外肾造瘘管也是一种可行的选择。

手术治疗需要考虑的因素

如果患者及家属具有强烈手术治疗意愿时，患者具有手术指征且没有明确的手术禁忌，行手术治疗可以使患者获益最大，可以考虑进行手术治疗，治疗前需要综合考虑以下几点因素。

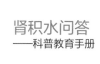
表 3-1　肾积水手术需要考虑的因素

考虑因素	原因
年龄	青年患者,多考虑修复手术,尽可能保留肾脏 老年患者,若手术风险较高,需综合考虑手术利弊,采用简捷有效的治疗方法
肾功能损坏程度	积水的肾脏还有 1/5 以上的正常组织,考虑保留价值大,应尽量予以保留
对侧肾功能情况	在两侧均有梗阻的情况下,需综合考虑。两侧肾功能尚可时,宜先对肾功能较差侧施行手术,使两肾功能均能充分恢复;如两侧肾功能均差时,应选择肾功较好的一侧先行手术,对侧亦应尽快施行手术
梗阻的感染程度	严重感染时不能进行尿路修复,需先行抗感染治疗和支架管 / 肾造瘘引流,待感染控制满意后,才考虑进行手术治疗

为什么手术后还有肾积水？

> - 对于肾积水的治疗方法有很多，医生会根据病情的不同采取不同的治疗方案。
> - 很多患者接受了各种治疗后，但仍有肾积水，但这不一定意味着治疗无效或失败。
> - 每个患者肾积水的病因、病情等各不相同，但希望得到治疗的目的基本相同，就是恢复"正常"。

大部分需要治疗的肾积水患者，在就诊的时候，患侧肾脏已经处于失代偿状态（功能或形态），其临床表现多样，其中以腰胀、腰痛为著。治疗的目的首先在于保护患侧肾功能，其次在于改善积水形态。

肾脏在从代偿期进入到失代偿期，即从不积水变成积水过程，通常需要经过一段时间，先天性疾病的变化时间较长，一旦进入失代偿期，肾脏的形态就很难恢复了，肾积水的恢复程度往往与肾积水的时间成反比，即肾积水时间越长，治疗后肾积水减轻程度越低，肾积水"消失"的可能性越小；肾积水时间越短，治疗后肾积水减轻程度越高，肾积水"消失"的可能性越大。

在接受真正意义上的修复手术治疗之前，部分患者为保护患侧肾脏的功能，则需长期体内置管，定期更换，甚至带个"小尾巴"——肾造瘘，对正常生活造成很大影响，无法从事体力劳动甚至运动，从而产生一系列的身心反应。

因此，对于肾积水患者的手术目的就不仅仅局限于术后"无积水"这么简单，需要综合评估手术效果。我们团队对于手术成功做了如下的标准：

（1）脱管：术后按预定时间拔管，体内、体外不再留置任何引流管。

（2）肾积水减轻并稳定：手术后肾脏积水程度较手术前减轻或"消失"，肾积水程度长期稳定。

（3）无症状：术前症状减轻或消失。

（4）无并发症：术后不发生相应的并发症，如结石、发烧、感染等。

（5）患侧肾功能稳定：术后患侧肾脏的 GFR 长期稳定。

上尿路重建修复手术的目的在于保留患侧肾脏，保护患侧肾脏功能，改善患者的生活质量，并不是仅限于"好看""没有积水"。

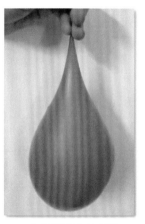

术前肾积水的肾脏

术前
积水长期压迫肾实质，肾脏功能受到损害，若不及时解除梗阻，肾脏最终将失去功能

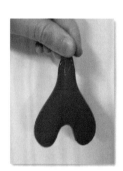

正常的肾脏
肾盂形态良好，无积水

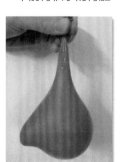

术后肾积水的肾脏

术后
解除梗阻后，缓解肾内压力，可改善肾脏功能。但由于术前长期肾积水导致的肾内病变，即使解除梗阻也不能完全恢复正常形态

图 3-2　肾积水术前术后与正常肾脏示意图

不同治疗方式的选择与比较

- 肾积水的主要病因是由于梗阻导致的，治疗基本原则是解除梗阻，恢复尿路的连续性及通畅性。
- 治疗方式包括放置输尿管支架、肾造瘘、内镜下球囊扩张或内切开、输尿管切除吻合、肾盂成形术、输尿管膀胱再植术、膀胱瓣成形术和利用口腔黏膜/阑尾/小肠进行输尿管修复或重建等。
- 不同治疗方式的选择主要取决于患者的意愿和梗阻的部位、长度，同时梗阻的病因、类型、患者的身体状态也是重要的参考依据。
- 各种治疗方法的最终目的在于保护肾功能，提高生活质量。

肾积水的治疗方法种类较多，每种治疗方法的适用情况不尽相同，表 3-2 归纳了目前肾积水主要治疗方法、适用情况及作用。

表 3-2 肾积水主要治疗方法、适用情况及作用

主要治疗方法	适用情况	作用
放置输尿管支架	梗阻严重但仍可放置输尿管支架	支撑输尿管，防止输尿管狭窄，起到引流尿液作用
肾造瘘	无法放置输尿管支架且迫切需要进行性尿液引流保护肾功能	引流尿液，缓解肾内压力
内镜下球囊扩张或内切开	梗阻长度短，且周围组织压迫情况轻	解除较短的梗阻
肾盂成形术	肾盂输尿管连接处狭窄且狭窄长度较短	解除肾盂输尿管连接部梗阻

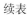

续表

主要治疗方法	适用情况	作用
输尿管切除吻合术	输尿管病变长度较短	解除较短的梗阻
输尿管膀胱再植术	输尿管末端狭窄且狭窄长度较短	解除输尿管末端较短的梗阻
膀胱瓣成形术	输尿管中下段狭窄且狭窄长度较长	解除输尿管中下端较长的梗阻
阑尾/口腔黏膜补片修复	输尿管狭窄长度相对较长且有合适长度的自身补片材料	解除狭窄程度较长的梗阻,对自身条件有一定要求
小肠替代输尿管	长段的输尿管狭窄且无法通过上述方法修复	解除长段输尿管梗阻

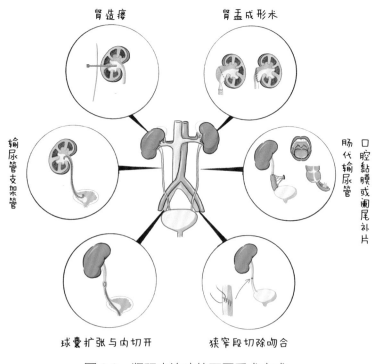

图 3-3　肾积水治疗的不同手术方式

手术的基本原则

解除梗阻，恢复尿路的连续性。

手术方案的选择

取决于患者的意愿和梗阻的部位、长度，同时梗阻的病因、类型、患者的身体状态也是重要的参考依据。

每位患者均需要根据实际情况个性化选择，以便达到最大获益。

手术的最终目的

最大程度保护现有的肾功能，提高生活质量。

输尿管支架管的原理与应用

> ● 输尿管支架管主要起支撑输尿管、引流肾盂尿、改善肾功能的作用。
>
> ● 支架管放置在输尿管内，上端卷曲部定位在肾盂内，下端卷曲部定位在膀胱内。

　　泌尿系统的一个重要功能，是在低压状态下，单向的、无阻碍的将尿液由肾经过输尿管向膀胱输送，无论什么原因导致输尿管狭窄，都会引起上尿路梗阻，影响尿液顺畅的排出，最终出现该侧肾实质受损、肾功能丧失，在病因祛除之前，可以通过放置输尿管支架管引流尿液。

什么是输尿管支架管

　　输尿管支架管，为输尿管内留置的中空的引流管，因其自然状态下两端蜷曲，又称双猪尾管或者双 J 管。放置于肾盂、输尿管全程、膀胱内，作用为支撑输尿管，引流肾盂尿液进入膀胱，降低输尿管平滑肌张力，缓解上尿路压力，避免肾功能受损。

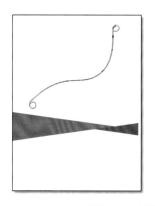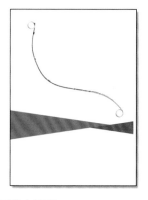

图 3-4　输尿管支架管

输尿管支架管有哪些种类?

多由高分子材料制成，也有用金属材料的。常用支架管在体内可以放置 3 个月，有些特制的支架管在体内放置时间可长达 1 年。金属支架管可以在体内放置更长时间，主要用于顽固性狭窄和肿瘤压迫梗阻。

Allium 覆膜支架：用于输尿管局段支撑的覆膜大口径金属网状支架。由于其独特的材料结构，这种新型支架相关临床症状少：①局段支撑对尿路系统的刺激更少，返流少；②自膨胀支撑方式不容易上下移动；③金属丝螺旋编织结构柔韧性好，患者的异物感较弱；④取出方便。

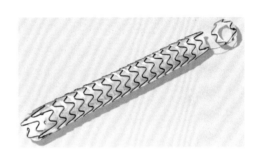

图 3-5 Allium 覆膜支架

输尿管支架管置入后注意事项

输尿管支架管完全位于体内，多数患者可以很好的适应，日常生活、工作无明显限制和不适感。长期留置输尿管支架管时，需要注意定期更换（一般 3 ~ 6 个月）。病情恢复后要及时拔除，以免遗漏在体内。

需要注意的是，输尿管支架管作为异物置入体内，有时难以避免的会出现血尿、腰部不适、下腹部不适、排尿刺激症状、支架管移位、异物感等，尤其在大量活动后，患者不必惊慌，一般情况下可以通过多饮水、增加排尿次数、避免憋尿、改变体位、适当休息等改善，如无特殊情况，多数患者并不需要至医院就诊。

如果输尿管支架管引流效果不佳，或反复严重尿路感染，形成大量结晶时，医生可能会建议患者改行肾造瘘术。

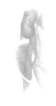
为什么有些人要先做肾造瘘？

- 肾造瘘的目的是引流肾盂内的尿液，改善肾功能，减轻肾实质和肾盂、输尿管炎症。
- 输尿管梗阻、肾积水的患者，在无法放置输尿管支架管情况下，肾造瘘是保护肾功能切实有效的方法，并能使输尿管得到充分地休息。
- 肾造瘘多作为解除梗阻的暂时性措施，最终解除梗阻仍需要针对病因进行相应治疗。

输尿管梗阻引起肾积水，如不及时治疗，将逐渐出现肾组织萎缩，时间一长会对肾脏造成严重的影响，最终将会导致尿毒症的发生，医生可能会建议放置输尿管支架管进行尿液引流，缓解肾积水，但在有些情况下，输尿管支架放不进去的时候，就必须通过肾造瘘手术来解决问题。

肾造瘘术是一种高位尿流改道的方法，是在超声或者 X 线定位下，通过腰肋部皮肤进行穿刺，将引流管置入肾盂内的微创尿液引流方法。

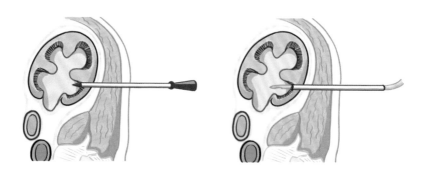

图 3-6　肾造瘘术示意图

肾造瘘术适用于各种暂时或永久不能去除病因而又需要保护肾功能者，可以引流肾盂尿，改善肾功能，减轻肾实质和肾盂、输尿管炎症及压力，通常这种手术多作为缓解梗阻的暂时性措施。

需要注意的是，有一部分患者，在行尿路重建手术后仍然继续留置肾造瘘管，行相关检查判断输尿管的通畅性，根据恢复情况择机拔除。

表 3-3　肾造瘘术的作用与风险

肾造瘘术的作用	肾造瘘术的风险
1. 充分引流患侧肾内尿液,改善患侧肾功能,尤其是留置输尿管支架管仍不能改善肾功能者 2. 对于肾积水并发感染患者,引流肾脓液,改善患者感染中毒症状 3. 使患侧输尿管得到充分休息,消退炎症反应,为下一步的手术治疗提供条件 4. 部分患者输尿管病变可自愈 5. 通过肾造瘘行造影检查,明确输尿管病变位置、长度 6. 通过肾造瘘处理肾脏、输尿管内病变,如结石、肿瘤、狭窄等	1. 肾盂可因造瘘而反复感染,影响肾功能 2. 造瘘管部分位于体外,对患者生活质量有一定的影响 3. 长期留置肾造瘘时,造瘘管表面可能会形成结晶、细菌膜,引起出血、感染、拔管困难等,故需要定时更换 4. 肾造瘘术的禁忌情况是较少的,对有凝血功能障碍及出血倾向者、日常不能配合保护肾造瘘管者应慎重

肾造瘘术后需要注意的事项

1. 注意保护肾造瘘管，避免脱出。

2. 多饮水，观察肾造瘘管引流液性质，记录每日肾造瘘引流量。

3. 多数情况下肾造瘘后拔除该侧输尿管支架管，使输尿管得到充分休息，促进炎症愈合。

4. 定期更换肾造瘘管（具体时间根据病情、材质等）。

5. 定期复查超声、生化及肾动态检查，了解患侧肾功能情况。

6. 术后通过肾造瘘管行顺行造影，可同时进行上尿路影像动力学检查，了解输尿管病变情况，制定进一步治疗方案。

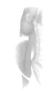
腔内治疗
——内镜：球囊扩张与内切开

- 肾积水的内镜治疗主要指在输尿管镜直视下通过切开、球囊扩张等治疗方式使狭窄段的输尿管得以扩张。

- 球囊扩张可使输尿管狭窄部纤维瘢痕断裂，狭窄内径扩大，输尿管通畅性增加，球囊扩张可以在X线监视下或者输尿管镜直视下进行，达到解除梗阻的目的。

- 在输尿管镜下使用冷刀对狭窄部位进行局部内切开，临床上常和球囊扩张配合使用。

　　输尿管球囊扩张主要应用高压球囊，使用高压注射器向高压球囊内注射生理盐水或造影剂，可达到 20～30 倍大气压，高压球囊在高压状态下可将输尿管狭窄段撑开。因此，高压球囊主要用于治疗腔内狭窄，且狭窄段不超过 2cm。

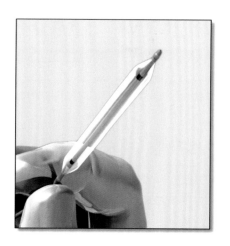
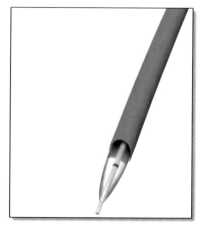

图 3-7　输尿管球囊

输尿管狭窄部切开主要在输尿管镜直视下，对管腔内狭窄的瘢痕组织进行切开，同时置入输尿管支架进行撑开，凭借机体自身再生能力修复愈合，临床上的适应证与输尿管球囊扩张类似。

球囊扩张 / 切开治疗的优势

　　（1）对输尿管壁放射状扩张，或者定向切开，因而创伤小、并发症少；

　　（2）操作简单、手术时间短、对患者自身身体条件要求不高；

　　（3）可重复扩张，即使失败也基本不影响后续手术治疗。

球囊扩张 / 切开治疗的适用范围

　　（1）医源性梗阻如输尿管手术、内镜操作、输尿管周围脏器手术误伤、输尿管肠吻合术后、肾移植术后等输尿管短段狭窄；

　　（2）巨输尿管；

　　（3）部分 UPJO 患者；

　　（4）输尿管瓣膜。

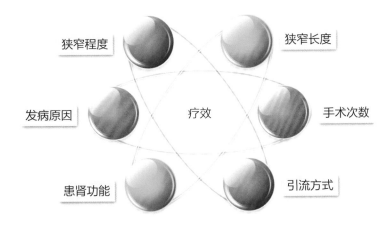

图 3-8　影响输尿管球囊扩张 / 切开疗效因素

影响输尿管球囊扩张 / 切开疗效因素

输尿管狭窄段长度是手术能否成功的最关键因素。狭窄段长度小于 2cm 的病例手术成功率明显高于狭窄段较长者。

单纯膜性狭窄效果较好，肌性狭窄、狭窄严重者（狭窄腔口径 <1mm 或闭锁）效果相对较差。

损伤性输尿管狭窄效果好，炎性长段狭窄、结核性狭窄、放射性狭窄、恶性肿瘤浸润者成功率较低。

需要注意的是，输尿管球囊扩张 / 切开并不适用于每一个人，需要根据患者具体情况做个性化选择，才能达到最好的治疗效果。

手术，选腹腔镜还是机器人？

- 腹腔镜手术就是利用腹腔镜及其相关器械进行的手术，是目前非常成熟和安全的手术模式，属于第二代外科手术技术。
- 机器人外科手术系统是革新的第三代外科手术技术，其设计的理念是通过使用机械臂配合高清腹腔镜的微创方法，可以实施复杂的外科手术。
- 机器人能完成绝大部分腹腔镜能完成的手术，且在手术各方面具有较大的优势，但二者的选择仍需结合患者个人实际情况和术者掌握的熟练程度综合考虑。

手术机器人是怎么一回事？

手术机器人其实是机器人辅助外科医生手术的一套系统。

达芬奇机器人（Da Vinci System）是当今世界最先进的外科手术机器人，准确地说它是一套辅助腹腔镜外科手术系统。利用该机器人，外科医生可以通过非常小的切口以无与伦比的精度执行最复杂和最细微的手术，从而可将一些复杂手术简化为微创手术，减少术中出血，减轻患者痛苦，减少住院时间，缩短康复期。

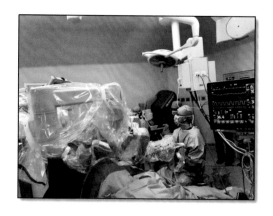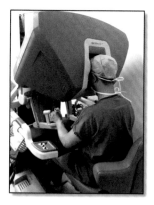

图 3-9　达芬奇机器人手术系统（右图为李学松主任正在进行手术）

机器人手术是机器做手术还是人在做手术？

是人控制器械手臂和器械进行手术。

达芬奇机器人赋予了外科医生一双 360° 自如运动的手和一双高清放大镜般的眼睛。主刀医生坐在主控台前，使用双手和脚来控制机械臂上的手术器械，通过双目内窥镜的三维图像立体的观察患者体内情况。系统将医生的手、手腕和手指运动准确地翻译成手术器械的细微而精确的运动。手术器械尖端与外科医生的双手同步运动并完成手术。

所以，达芬奇机器人手术并不是大众眼中"人形机器人"。

腹腔镜与机器人，怎么选择？

一般而言，通过腹腔镜可以完成的手术，均可以通过机器人手术进行，机器人手术相对于腹腔镜手术，在手术各个方面均具有较大的优势。针对实际术式的选择，还需根据患者包括自身条件、经济条件等实际情况做出选择。

表 3-4 腹腔镜手术与机器人手术比较

	腹腔镜手术	机器人手术
特点	成熟手术方式;精确、精细、微创、安全	新一代手术方式;更精确、更精细、微创、安全
适用手术	大部分微创手术	大部分微创手术及部分难度高的手术,尤其是修复重建手术
手术视野	大部分为 2D 图像	3D 立体视野
操作范围	相对宽阔	相对狭小,操作灵活
手术时间	视不同手术情况	相对较长
出血量	少	相对更少
术后并发症	少	相对更少
住院时间	视不同手术及恢复情况,3 ~ 7 天	相对更短,缩短 1~3 天
住院费用	相对便宜,视不同手术在 3 万~ 6 万元	较贵,相对于腹腔镜贵 4 万~ 5 万元

此外,国产手术机器人也在临床应用中开始崭露头角,未来在上尿路修复领域将会占据重要地位。

康多机器人手术系统是国产手术机器人领域中研发进度较为领先的机器人手术系统,该系统包括医生控制台、多臂机器人系统、系列多自由度手术微型器械、高清 3D 视觉系统及相关辅助设备。该平台在机械臂、主操作手、微器械、视觉系统、伺服控制系统、主从操控、人机交互等方面已经取得多项关键技术突破。

该平台采用主从遥控模式,有效破除人类手、眼的生理极限,极大提升操作范围和灵巧度。康多手术机器人具备分离、缝合、打结、电凝、电切等手术基本功能,适用于胸腔、腹腔等部位的基本术式。康多机器人完成了大量动物实验,率先在国内拿到了腹腔镜手术机器人型式检验报告,并通过了药监局创新医疗器械特别审批,目前正在进行临床试验。

未来，国产机器人将在临床医疗中帮助医生为更多患者服务。

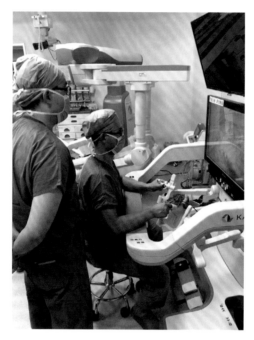

图 3-10　国产康多机器人手术系统

（图为李学松主任正在进行模拟操作）

直接修复：肾盂输尿管成形术、输尿管膀胱再植术与膀胱瓣成形术

- 肾盂输尿管成形术是通过切除狭窄段输尿管，重新吻合，解决肾盂输尿管连接处梗阻的手术方式。
- 输尿管膀胱再植术及膀胱瓣成形术主要使用膀胱自身作为修补材料解决下段输尿管部位的梗阻。
- 无论肾盂输尿管成形术还是输尿管膀胱再植术及膀胱瓣成形术，都是重建手术，属于上尿路修复领域要求很高、相对复杂的一类手术。

肾盂输尿管成形术与输尿管膀胱再植术、膀胱瓣成形术都是重建手术，前者主要解决肾盂输尿管连接处梗阻，后者主要解决输尿管下段梗阻。

手术要求不仅符合形态学的基本要求，还要求生理、解剖、功能都尽量接近正常，所以是上尿路修复手术中难度较高的手术。

肾盂输尿管成形术

肾积水常见原因是肾盂输尿管连接部位梗阻。正常的连接部就像一个漏斗，肾盂有节律的蠕动输送尿液经连接部到输尿管，如果外在的纤维索条或异位血管压迫，或局部发育异常，导致

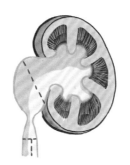
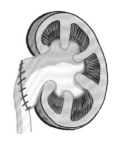

图 3-11 肾盂输尿管成形术

尿液不能正常输入输尿管，肾脏就会积水，积水就会损害肾功能，最终导致肾功能的丧失。

手术的目的就是去除梗阻因素或去除发育异常的因素，从而挽救肾功能。

输尿管膀胱再植术与膀胱瓣成形术

对于输尿管下段尤其是接近输尿管进入膀胱段的部位的输尿管狭窄，可以考虑进行输尿管膀胱再植术，更长段的输尿管下段，甚至中段狭窄需要进行膀胱瓣成形术（具体见典型病例）。膀胱瓣手术还可以做为修复手术的一个补充术式，用于缩短重建距离。

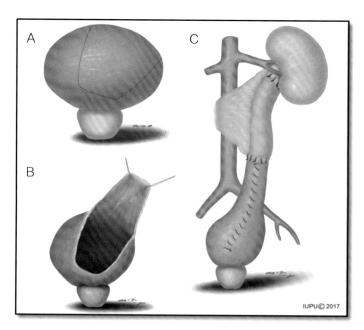

图 3-12　膀胱瓣腰大肌悬吊联合肠代输尿管手术示意图

（引自：Zhong W , Du Y , Yang K , et al. Ileal Ureter Replacement Combined With Boari Flap-Psoas Hitch to Treat Full-Length Ureteral Defects: Technique and Initial Experience[J]. Urology, 2017, 108. 为北京大学第一医院泌尿外科在 *Urology* 发表的科学文献）

膀胱瓣成形术是处理输尿管中，下段缺损或狭窄的一个常用方法。如果狭窄段较长，或者膀胱容量较小，无法取瓣，术中需改为肠代输尿管或其他的手术方式。

肾盂输尿管成形术与膀胱再植术及膀胱瓣成形术的对比

表 3-5　肾盂输尿管成形术与膀胱再植术及膀胱瓣成形术比较

	肾盂输尿管成形术	膀胱再植术及膀胱瓣成形术
解决部位	输尿管上段,肾盂输尿管连接部	输尿管中、下段
适应证	肾盂输尿管连接部梗阻并存管壁及腔内、外其他梗阻性病变	各种原因所致的中、下段输尿管狭窄
禁忌证	凝血功能障碍、基础疾病严重不能耐受手术者	

补片与重建
——阑尾？口腔黏膜？回肠？

- 各种补片重建术式是上尿路修复手术难度最高、最具有挑战性的一类手术。
- 口腔黏膜补片修复适用于上、中段输尿管病变。
- 阑尾补片输尿管修复术适用于右侧中、上段输尿管缺损。
- 回肠代输尿管可修复长段病变，术后需关注电解质及酸碱平衡问题，需按要求规律复查。
- 需根据输尿管病变部位、长度、性质、术中情况等选取最佳术式。

阑尾补片修复

一般适用于右侧中、上段输尿管缺损，阑尾长度长短不一，可替代的输尿管一般不长，上段输尿管因回盲部组织及血管游离有限从而使治疗难度加大。

阑尾替代术有诸多优点，比如手术创伤小、操作较简单，阑尾管径与输尿管相近，成人及儿童均适宜开展。阑尾吸收功能弱，引起水电解质紊乱概率小，但阑尾分泌黏液易导致感染及结石形成，且术前无法完全确定是否具有手术条件。

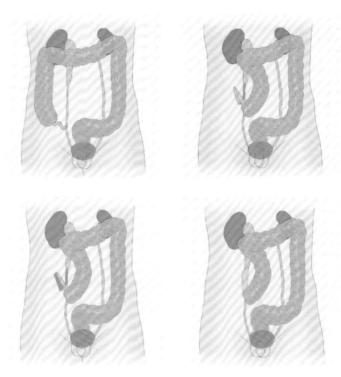

图 3-13　阑尾补片修复术

口腔黏膜补片修复

　　口腔黏膜输尿管成形术适用于上段或中段输尿管狭窄无法行直接吻合术或输尿管膀胱再植等常规术式时，修复长度一般为 3 ~ 5cm。口腔黏膜上皮层厚、无角化，与尿路上皮具有类似性，且取材容易，易存活，并发症发生率低。

　　常用的口腔黏膜有颊黏膜和舌黏膜。

　　手术技术主要为利用口腔黏膜作为补片修复狭窄段切除后的缺损。术后需重点关注口腔黏膜取材伤口感染以及补片血供等情况。

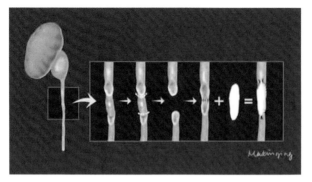
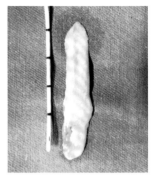

图 3-14　口腔黏膜补片修复术模式图

回肠代输尿管重建术

　　回肠是目前中、下段或全段输尿管替代术中使用最多的自体组织，回肠在管状性和蠕动性上均类似于输尿管，能达到恢复尿路连续性，保护肾功能的目的，还可以同时扩大挛缩的膀胱。

　　回肠代输尿管术虽被广泛应用，但也存在着无法避免的缺陷，回肠黏膜会分泌肠黏液，过长的回肠替代会导致肠黏液分泌过多堵塞管腔。同时回肠吸收功能较强，远期可导致电解质紊乱及酸碱平衡失调，还可能出现尿路感染、尿液反流和吻合口相关并发症等。

　　考虑到超过 40cm 的回肠使术后电解质紊乱的风险大大增加，我们团队将回肠代输尿管术与腰大肌悬吊术、膀胱瓣成形术组合，回肠的替代长度减少了一半以上，术后肾功能明显改善，随访期间患者无严重电解质紊乱等并发症发生。

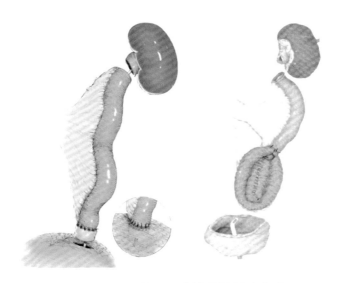

图 3-15　不同的回肠代输尿管重建术式

（上图中右图引自：杨昆霖，吴昱晔，丁光璞，等 . 回肠代输尿管联合膀胱扩大术治疗输尿管狭窄合并膀胱挛缩的初步研究 [J]. 中华泌尿外科杂志，2019，40(6):416-421. 为北京大学第一医院泌尿外科发表的科学文献）

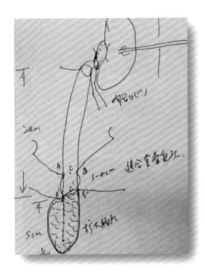

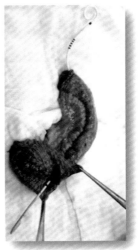

李学松·绘　　　　　　　　实际效果图

图 3-16　回肠代输尿管联合膀胱扩大术

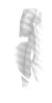
其他的治疗方法

- 尿路修复是泌尿外科领域最复杂的亚专科之一，治疗方法和手术方式繁多，本篇简要列举一些前文未提及的、相对更为少见的治疗方法。
- 最佳的治疗方法一定是患者、家属和手术医生共同决定的方法，而不是在网络、本文或是其他渠道了解到的方法。

本节简要介绍前述章节未提及，在临床少相对更为少见的治疗方法。

表 3-6　肾积水其他的治疗方法

名称	简要描述	适用情况	优势	劣势
输尿管端端吻合术	将病变的输尿管切除，再将输尿管重新连接起来	2 ~ 3cm 的上段或中段输尿管狭窄	手术简单，治疗效果较好	吻合口处可能会再次狭窄，特别是吻合口处有张力的情况下
输尿管肾盏吻合术	将输尿管切断，然后切开肾下盏，将肾盏与输尿管连接起来	上段输尿管狭窄且肾盂不扩大的情况；也可作为二次补救手术的方法	对于合并有肾旋转不良的患者来说可能会更好的完成重建	手术复杂，术后并发症发生率比其他方法可能更高
肾盏膀胱吻合术	将膀胱向上牵拉，与切开的肾盏连接起来	适用于膀胱容量大，其他传统方法难以处理的解剖变异复杂的患者	对解剖变异复杂的患者来说，可以减少手术创伤，缩短手术时间	研究证据尚不充分，疗效不确定
输尿管膀胱再植术	将输尿管在病变上方切断后，再次与膀胱连接起来	适用于末端3 ~ 4cm 的输尿管狭窄	手术简单，疗效明确	在不联合其他手术方法时所能修复的范围有限

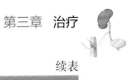

续表

名称	简要描述	适用情况	优势	劣势
腰大肌悬吊术	将膀胱向上提拉,并固定在腰大肌上	常与其他手术方式联合使用,单独使用时仅适用于输尿管下段6~10cm的狭窄	能提供很大的修复长度,手术简单	不适用于膀胱容量小、膀胱挛缩的患者
肾下移术	将肾脏向下挪动并固定在适当的地方	适用于5~8cm的输尿管中、上段狭窄,常与其他手术方法联合使用	能提供一定的修复长度	手术相对复杂,可能会影响肾脏血供
输尿管-对侧输尿管吻合术	将患侧的输尿管与对侧"健康"的输尿管连接起来	适应的情况相对广泛,但病变范围大,无法将输尿管与对侧连接起来时则无法使用这种方法	可以在不使用非尿路组织的情况下提供较大的修复长度	肾结石病史、腹盆腔放疗病史、慢性肾盂肾炎、尿路上皮恶性肿瘤等均是这种方法的相对禁忌证 在决定进行这种治疗前需检查非患病侧的输尿管是否存在膀胱输尿管反流
自体肾移植术	将患病侧的肾脏彻底摘除下来,并移植在自身髂窝内	在其他修复方法不可使用时	能提供非常长的修复长度	手术复杂,创伤大,肾脏丢失概率大

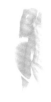
术前术后的饮食与下地活动

- 手术前后对于饮食有严格的要求，术前的饮食控制主要是为了预防术中并发症，术后的饮食要求则为帮助机体恢复，促进伤口愈合。
- 术后下地活动需要遵从医生嘱托，过早或过晚下地都会对机体恢复产生不利效果，甚至会诱发严重并发症。

一、手术前对于饮食有什么需要注意的？高血压和糖尿患者需要注意些什么？

手术前 2 ~ 3 天可以进流食，尽量选择高蛋白、高热量的饮食；禁食豆类、牛奶等易产气食物。

手术前 8 ~ 12 小时开始禁食，手术前 4 小时开始禁饮，以防止因麻醉或术中的呕吐而引起窒息或吸入性肺炎。此外，手术前两周需要戒烟。必要时，医生可能会给您给予静脉营养。

高血压患者需要做的准备：高血压患者需要继续服用降压药物。若血压 < 160/100 mmHg，可不必作特殊处理。若血压 > 180/100 mmHg，手术前应根据医生的医嘱选用合适的降压药物，使血压平稳在一定水平，但不要求血压降至正常水平才做手术。

糖尿病患者需要做的准备：若仅以饮食控制病情，术前不需特殊准备。若口服降糖药，应继续口服药物至手术前一晚；服用长效降糖药应在手术前 2 ~ 3 天停服。

二、手术前需要做怎样的皮肤准备？需要去除毛发吗？

术前沐浴是一种简单易行、经济有效去除表面皮肤污染的方法。一般会去除手术切口部位及周围的毛发。

三、手术后什么时候能恢复饮食？要吃什么样的食物？糖尿病和高血压患者有什么需要特殊注意的？

对于未涉及胃肠道手术的患者，做完手术 6 小时之后就可以吃东西了。患者在手术前一天晚上已经禁食水，故胃肠道发生应激性溃疡的概率增加，早期进食可以预防应激性溃疡的发生。涉及胃肠道的手术恢复进食时间需要遵从医嘱。

术后第 1 天可饮少量温开水，以促进肠蠕动恢复。应遵医嘱先进流食、半流食，逐渐过渡到普通饮食。

术后第 2 天肠蠕动恢复后即可进食，以清淡易消化饮食为主，避免油腻。多进食当季新鲜蔬菜水果，量由少到适宜。因为肾区的手术或创伤都可能引起腹胀，不要吃易引起腹胀的食物，如牛奶、大豆等，避免进食人参等活血补品。同时保持排便通畅，便秘时可口服缓泻剂。

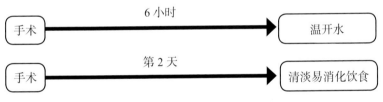

图 3-17　手术患者术后恢复饮食时间

四、手术后是不是很长时间下不了地、走不了路？手术后需要在医院住多长时间？

一般情况下，术后 6 小时就可以在床上进行适当的活动，术后第 1 天就可以下床活动。下床时注意先慢慢坐起，然后把双脚搭在床下稍作休息，未出现头晕等不适症状后在床边站立，可以在床边行走，循序渐进。适当的活动有助于胃肠功能恢复，预防下肢深静脉血栓、压疮及坠积性肺炎的发生。

如果恢复顺利的话，一般在术后 2~4 天就可以出院。治疗过程中要保持乐观的心态，积极配合医生和护士的安排。

进入手术室前需要完成哪些准备？

- 手术前后对于饮食有严格的要求，术前的饮食控制主要是为了预防术中并发症，术后的饮食要求则为帮助机体恢复，促进伤口愈合。
- 规律作息，保持平稳的情绪面对手术，根据要求于手术前做好皮肤、胃肠道、着装等准备。
- 手术前皮肤清洁准备是预防手术部位感染的重要环节，术前应做好个人卫生，更换清洁服装。为防止出现手术意外伤害，进入手术室前应摘除佩戴的首饰、义齿等。

皮肤的清洁是预防手术部位感染的环节之一，尤其是手术区域的皮肤，手术前一日沐浴清洁皮肤。如带有肾造瘘管，请注意加以保护，避免脱出。

手术当日穿上清洁的病号服，不穿内衣内裤，不带手机、手表、首饰、假牙和眼镜，也不要化妆。有无法取下的饰物，请及时告知手术室人员，会采取相应的措施加以保护。

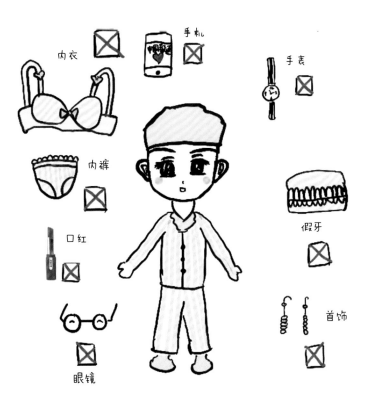

图 3-18　拟手术患者的穿着要求

手术室知多少?

- 手术安全核查内容包括:患者信息、手术标识、手术部位、手术方式、手术物品以及手术病理等。
- 手术团队成员包括:手术医生、麻醉医生和手术室护士。
- 洁净手术间是通过层流洁净系统过滤和洁净空气的手术间。
- 手术间内温、湿度恒定,温度在 21~25℃,湿度在 50%~60%。
- 手术中需要采用各种先进的仪器设备辅助手术顺利完成。
- 在患者麻醉后,手术室护士会根据手术需要摆放不同的体位。
- 在手术过程中,麻醉医生会对患者的心率、血压、呼吸、体温等进行全程监控,并根据术中情况给予相应处理。

手术过程要进行三方核查,对每一台手术、每一位患者,手术团队都要在麻醉前、手术前、手术后分别进行手术安全核查,从而保证患者信息正确、手术部位正确、手术方式正确。

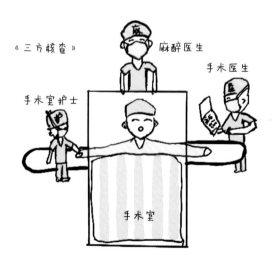

图 3-19　手术的三方核查

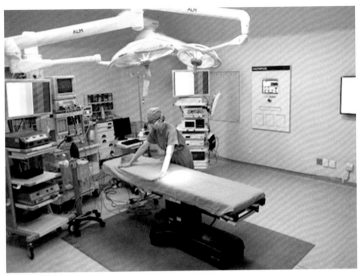

图 3-20 手术室内景

手术间的温度保持在 21~25℃，湿度为 40% ~ 60%，在这样的温湿度下能够保证人体较为舒适的感觉。也能保证手术医生进行手术时的舒适度。在手术过程中对患者体温进行监控，根据需要必要时给予患者一些加温措施，预防手术患者低体温的发生。

手术过程中应根据需求调整患者体位，手术室护士运用体位保护设施，采用科学专业的摆放方法，注意保护患者安全，预防神经、血管、皮肤的损伤。对携带管路（如肾造瘘管）的患者，手术室护士会采用一些保护措施，以防止管路打折或脱出。

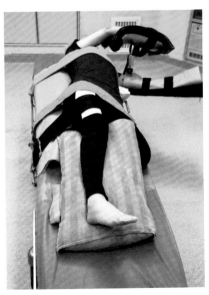

图 3-21 手术的体位

麻醉恢复室是接受麻醉后进行恢复的区域。一般情况下，根据手术患者麻醉恢复情况要在麻醉恢复室停留 30 分钟左右，待意识完全

恢复，呼吸、心率、血压平稳后由麻醉医生和手术主管医生送回
病房。

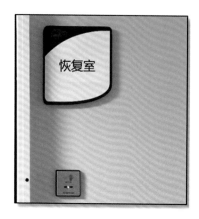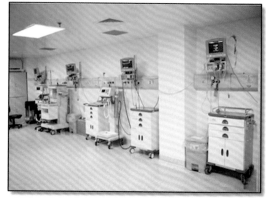

图 3-22　恢复室

如手术患者病情特殊，需要严密监护，由麻醉医生和手术主管
医生送至外科监护室观察，待病情基本稳定后再返回病房。

术后的管道护理

- 手术结束后，常会根据需要留置伤口引流管和尿管，合理护理好这些管道对于患者术后恢复至关重要。
- 导尿管和伤口引流管的处理通常由护士或医生进行，患者和家属需要积极配合医务人员做好相关护理工作。

　　手术回来后，通常会看到患者身上留置有尿管和伤口引流管，体内会留置有输尿管支架管。根据手术情况，有时还会留置肾造瘘管等其他管路。

留置尿管需要注意的地方

　　（1）卧床时，将尿袋固定在床沿上；活动时，将尿袋固定在大腿外侧。留置尿管期间，避免牵拉尿管，防止尿管受压、扭曲，以免影响尿液流出。若出现引流不畅时，应及时告知医生护士。

　　（2）保持尿袋低于膀胱水平（髋部），防止尿液从尿袋返流回膀胱（图 3-23A）。尿袋出口禁止接触到地面（图 3-23B），如需要把尿袋提高至膀胱以上水平必须夹闭尿管，检查或治疗结束后及时打开尿管。

　　（3）观察尿液的颜色、性质，并记录尿量，如果出现尿量减少、尿液颜色呈现红色等异常情况时及时通知医护人员。

　　（4）尿袋不能装的太满，每 4～8 小时排空一次（或 ＞尿袋容量 2/3）。保持尿袋的密闭性，避免不必要的打开尿管与尿袋连接处及尿袋处的排尿阀。

　　（5）排空尿袋时，需要将手用清水或肥皂水洗干净或手消，才能接触尿袋；排空尿袋时，可能会发生尿液溅起，收集杯必须每

人一个，使用后必须消毒，避免交叉感染。

（6）留置尿管期间保持会阴部的清洁、干燥，注意个人卫生，住院期间护士会每天给予尿道口清洁一次。居家期间可用温水等定时进行清洁（男性需要将包皮翻开，清洁干净）。同时，避免局部日常清洁过度，其会破坏会阴皮肤表面的保护组织，更容易发生感染。

（7）留置尿管期间应多饮水，保证每天尿量 >2000ml 以达到利尿、膀胱冲洗的目的，避免尿路感染。

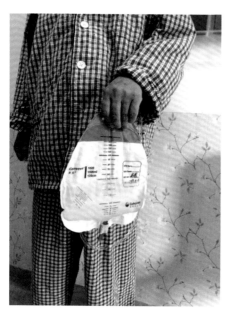
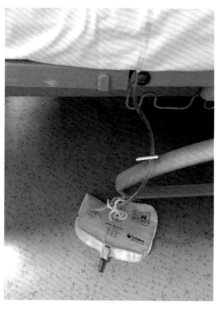

A   B

图 3-23　尿管留置后错误的摆放位置（A. 倒置尿袋；B. 未固定尿袋）

留置伤口引流管需要注意的地方

（1）引流袋的固定\排空方法和尿管一致。

（2）留置伤口引流管期间，注意观察引流液颜色、性质和量的变化，并做好记录。若引流液的颜色出现混浊、突然变鲜红色或引流量大量增多等异常时及时通知医护人员。

（3）拔除伤口引流管后，观察伤口敷料及周围情况，如出现敷料渗湿、伤口疼痛等，及时通知医护人员。

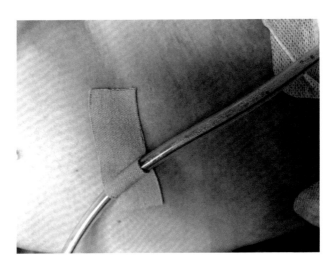

图 3-24　伤口引流管的固定

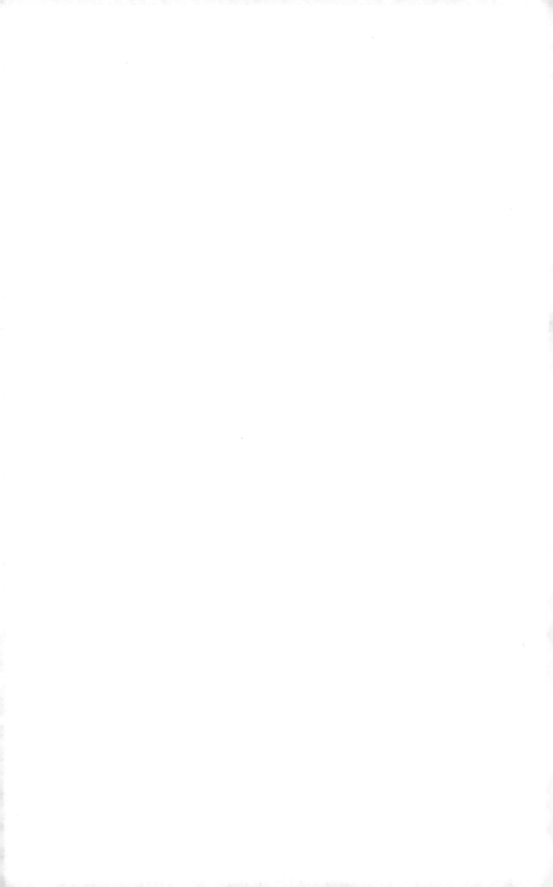

第四章

典型事例

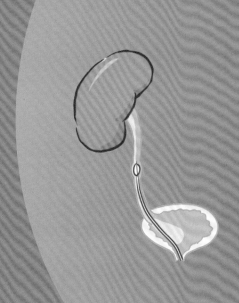

UPJO 导致肾积水
——微创腔镜肾盂成形术

什么是 UPJO?

UPJO 指的是"肾盂输尿管连接部梗阻",常见原因包括:管腔内狭窄、管腔外异位血管压迫以及动力性梗阻即输尿管蠕动不良。通俗来讲,我们可以理解为 UPJO 这种病没有特别明确的病因,许多患者从小就有,病情可逐渐加重。梗阻最直接的后果是肾积水,但患者的症状没有特异性,可表现为腰痛、发热或并发高血压,甚至没有任何症状而仅在体检时发现肾积水。

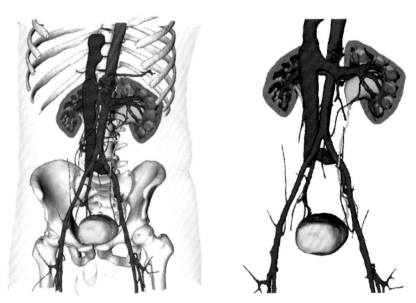

图 4-1　肾盂输尿管连接部梗阻

小辉的经历

小辉（化名），36 岁女性，间断出现右侧腰痛，起初疼痛可忍受且为间歇性，没有发热等不适，后因为反复出现腰痛持续近 10 个月时间，小辉才提高警惕，决定去医院就诊。医生给她做了泌尿系统的 B 超，发现了双肾积水，但是并没有进一步检查积水的原因，小辉回家后继续生活工作，偶尔的腰痛也没有引起她的注意。

5 个月过后，小辉腰痛加重，返院复查 B 超发现双肾积水较前明显加重，右肾为著，此时的肾脏已经受积水压迫近 15 个月的时间，如果再不解除积水的压迫，肾脏功能会越来越差甚至丧失功能。

> 肾是维持人正常生活最重要的器官之一，如果双肾功能丧失，体内的代谢废物无法按时排出体外，患者面临的结局就是肾移植或者长期透析，肾源难寻以及移植术后的排异反应均限制了肾移植手术的实施，长期透析严重损害了患者的生活质量。所以，在肾功能没有完善丧失之前，一定要尽力挽救受积水压迫的肾脏。

如果暂时无法发现引起积水的确切病因或者即使发现却无法及时对因治疗（当地医院医疗水平所限），可选择的办法就是肾造瘘或放置输尿管支架管（即双 J 管），前者指的是在肾上留置一根管子，将尿液引流出来，及时缓解压迫，挽救肾功能；后者指的是在膀胱镜下将一根支架管放置在输尿管内，起到引流尿液的作用。依据病情的轻重缓急，当地医院予小辉行右肾穿刺造瘘术和左侧输尿管支架管置入术，同时缓解双侧肾积水。在当地医院治疗了一段时间，小辉的左肾积水基本缓解并拔除了双 J 管，但是，小辉的右肾为什么会出现那么严重的肾积水却仍然没有搞清楚。这时候，她决定再去更高水平的医院检查一下，病因明确了才能指导选择最合适的治疗方式。

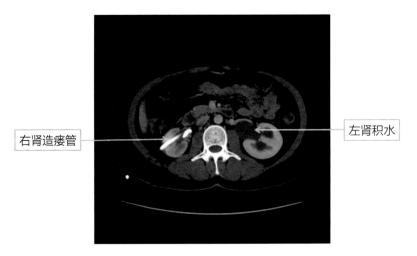

图 4-2　肾造瘘管与肾积水

　　经当地医生的推荐，小辉带着右肾造瘘管来到北京，找到北京大学第一医院的李学松主任，李主任详细询问病情后，为她预约了合适的影像学检查——泌尿系增强 CT 和利尿肾动态，最终明确诊断为：双肾积水、右肾造瘘术后、双侧肾盂输尿管连接处梗阻，右肾功能损害严重，也就是说小辉双侧均有 UPJO，而且是右侧严重，左侧较轻。

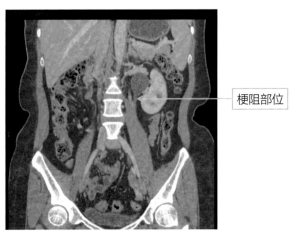

图 4-3　肾盂输尿管连接部梗阻冠状位 CT 图像

UPJO 的治疗原则是：解除梗阻，改善肾功能

　　小辉的右肾虽然已经解除了梗阻（当地医院已经做了肾造瘘），但她才 36 岁，无法接受一直带着肾造瘘管生活和工作，所以必须有一种更为确切的治疗方式来拯救她的肾脏，这种治疗方式就是手术，肾盂成形手术，就是将肾盂输尿管连接部梗阻的部位切除并重新缝合，使其排尿通畅。梗阻肾只要保留 1/5 以上的功能，做肾盂成形手术对患者就有意义。

　　对于李学松主任来说，可以非常熟练的在腹腔镜下完成这一术式，在治疗 UPJO 的同时，将患者的创伤将至最低，仅在肚子上打几个孔就可以。经过与小辉沟通，李主任为她施行了腹腔镜下右肾盂成形术，手术过程顺利，术后恢复很平稳。术后第 3 天，小辉保留造瘘管出院了，虽然继续带着造瘘管，但这次她有盼头了，因为保留这根管子是用于术后复查用的，而不像之前那样完全依赖这根管子救肾。术后 1 个月，小辉返院复查，恢复良好，医生又帮助小辉拔除了肾造瘘管，她恢复了生病以前的正常生活。现在，离小辉做完手术已经过去将近两年的时间，通过电话随访得知她目前的生活一切正常。

巨输尿管导致肾积水
——内镜下球囊扩张术的运用

什么是巨输尿管症?

原发性巨输尿管症是临床上成人较少见的先天性疾病,早在 1923 年,Caulk 教授最早提出了巨输尿管症的概念,并将诊断标准定义为输尿管的直径异常扩张 ≥ 7mm,同时膀胱和尿道形态功能均为正常。

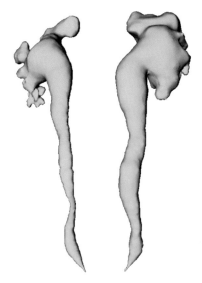

图 4-4　巨输尿管 CT 三维重建图

巨输尿管症的症状并无特异性,患者常出现的临床症状包括腰痛、泌尿系感染、血尿、继发的肾积水和结石等,但其影像学表现较典型,因此巨输尿管症的诊断多依赖于影像学检查,例如传统的影像学检查 B 超、CT 等。

小张奇怪的腰痛

小张（化名）本是一名活泼开朗且健康的女孩，25 岁那年，很少生病的小张在没有任何诱发因素的情况下，时常感觉到双侧腰部发胀，隐隐作痛，这种疼痛还能从腰部往大腿根处窜。一开始小张以为是工作忙，累着了，也没当回事。1 年余前，小张感觉腰部隐痛的感觉越发的频繁，程度也比之前要重了，犹豫之间，她决定去医院进行体检。

在当地医院做了腹部 B 超，结果提示小张的双侧肾脏都存在肾积水，而且两侧的输尿管中上段也呈现全程扩张的情况。进一步行泌尿系统 CT，显示小张两侧输尿管下段有狭窄。小张在当地医院进行了经尿道双侧输尿管扩张＋双侧双 J 管置入的处理，手术中在输尿管镜下可见双侧输尿管口处存在 1cm 长的狭窄，医生用 3 根输尿管导管支架管对狭窄处进行了扩张，术后双侧各留了 1 根双 J 管作为引流。

术后小张感觉之前愈发加重的腰胀和隐痛减轻了，但因为体内还留着双 J 管，偶尔会在活动后感到疼痛，甚至出现轻微的血尿，但为了治病，她坚强地挺到了术后 3 月拔除双 J 管的时刻，盼望着就此与病痛告别。不幸的是，在拔除双 J 管后的半年，小张再次感觉到了腰部隐痛的症状。

这一次，小张来到了北京大学第一医院泌尿外科，就诊于李主任门诊。门诊泌尿系统增强 CT 显示：双侧输尿管末端管壁轻度增厚伴强化，局部管腔狭窄，继发上段尿路积水扩张，考虑为先天性巨输尿管。后行核素肾图显像示：双肾血流灌注及功能尚可，双肾积水，考虑机械性梗阻为主。最终，小张被诊断为成人原发性梗阻性巨输尿管症。

李学松主任团队通过对小张的泌尿系增强 CT 进行三维重建，我们可以很简洁明了地观察到小张存在双侧肾脏及输尿管的积水，还有输尿管下段近膀胱开口处的狭窄（图 4-5）。

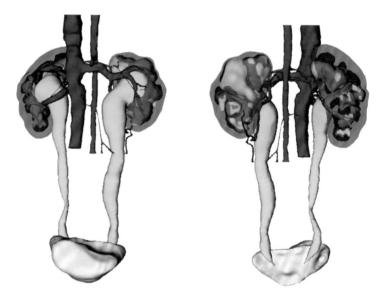

图 4-5　双侧巨输尿管的增强 CT 三维重建图

巨输尿管的传统治疗是将输尿管狭窄段切除，并将裁剪缩窄的输尿管与膀胱进行吻合。近年来随着内镜技术的不断发展，作为利用人体自然腔道的微创治疗手段，内镜下球囊扩张术为巨输尿管患者带来了新的治疗选择。

小张的治疗

最终，因为输尿管的狭窄段 < 3cm，且肾输尿管属中等积水，李主任精心为小张设计了双侧输尿管下段球囊扩张联合内切开的微创手术，术中利用 F24 大口径的球囊于输尿管狭窄段扩张 3 分钟，同时进行了内切开手术，术后两侧各放置两根 F7 的双 J 管。

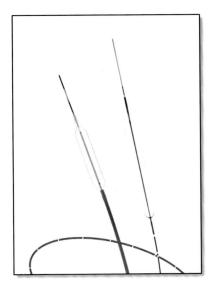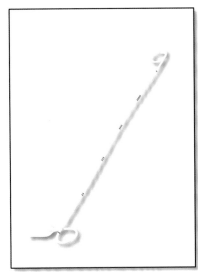

图 4-6 球囊扩张器及双 J 管

小张于术后 2 个月按要求拔除了体内双 J 管并进行了术后复查，行输尿管镜提示输尿管下段管腔通畅，未见明显再狭窄，B 超提示积水较前明显减轻，小张也觉得腰部隐痛较前明显缓解了，她现在仍坚持定期于李主任门诊复查。

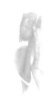
钬激光碎石术后输尿管狭窄
——利用膀胱瓣自体材料修复

小桂的烦恼

患者，小桂（化名），男，35岁，3年前因为右侧腰部疼痛在当地医院就医，检查发现，左侧肾脏先天性萎缩，肾功能受损，右侧肾脏积水，右侧输尿管结石，并为他安排了输尿管镜钬激光碎石术（一种微创手术技术：不用开刀，从尿道处插入镜子，将体内输尿管结石击碎），手术进行的很顺利，手术后小桂也恢复的很好，做这种手术时医生会在输尿管内留置一根管子（输尿管支架管），术后2个月的时候，医生按照惯例帮助小桂将体内的输尿管支架管取了出来。

可是没过多久，小桂再一次出现腰痛，同时出现了发烧，并感觉到恶心、呕吐等一些强烈不舒服的症状，小桂再次就诊于当地医院，医生为小桂进行了一系列的检查、化验，结果显示，小桂输尿管里的结石没有了，但是小桂肾脏积水却比手术之前加重了，而且肾脏功能受损害的情况比之前加重了许多，已经快到了需要透析的程度。为了最大程度的保护小桂的肾功能，医生再次为小桂做了插管手术（输尿管支架管），这样小桂肾脏的积水就可以通过这根管子排到膀胱里，从而使肾脏产生的毒素得到最大程度的排出。

但是体内带管终究不是根本解决办法，而且带管也给小桂的生活带来的极大地不便：①为了减少感染或长结石，体内的支架管需要定期更换（3～6个月）；②长期带管，使小桂无法像正常人一样的做跑、跳等普通活动，甚至有时走路多了都会出血；③固然长期带管会使肾脏积水减轻，但是有时膀胱内的尿液也会返流至肾脏内，对肾脏功能产生影响。种种不适及可能会出现的问题就像定时炸弹一样时常困扰着小桂，对小桂的生活从生理到心理产生了极大地影响，同时对小桂一家人的经济造成了很大的压力。

小桂的治疗

为了摆脱这根管子的困扰，小桂从南到北走访了全国许多家大医院，可是没有哪个医生有十足的把握能够为他治疗。就这样小桂在不断换管的日子里辗转反侧了三年，最后他把全部希望寄托于北京。

在众多病友的推荐下，他来到了北京大学第一医院，他找到了全国顶尖的李学松主任上尿路修复团队，在这里，李学松主任团队为他制订了个体化详细的治疗方案，使他对脱管重燃希望。

按照医生的方案：

1. 做肾造瘘（在腰背部插管引流尿液的方法），拔掉身体内的支架管；

2. 做详细的全面检查，其中包括血、尿、B超、CTU（一种从静脉注射造影剂观察泌尿系统病变的CT检查）等；

3. 做肾造瘘管造影（从肾造瘘管打造影剂拍片），确认病变位置；

4. 根据CTU影像结果，做术前三维重建分析，确认病变位置及与周围组织的解剖位置关系，进行术前预案。

按照团队医生的要求做了肾造瘘后，小桂的肾功能一点一点的好转了。等到各种准备工作就绪后，小桂怀着一颗忐忑的心，再次接受了手术，这一次李学松主任团队为他进行了腹腔镜输尿

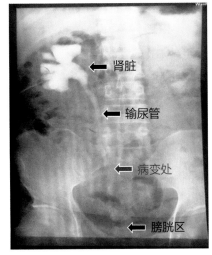

图 4-7　肾造瘘管造影

管膀胱瓣成形术。

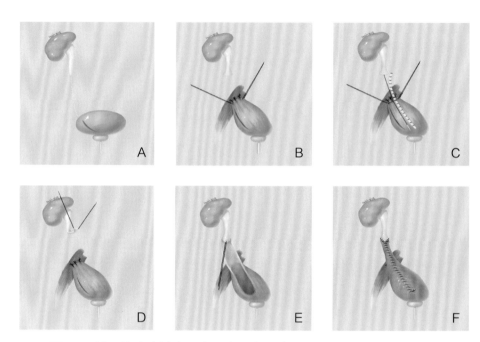

图 4-8　输尿管膀胱瓣成形术手术示意图（A 至 F 为手术的不同步骤）

　　手术历时三个半小时，手术过程顺利，术后小桂患者恢复的很好，第二天就可以下地、吃东西了，手术后第五天，小桂拔了腹部的引流管，并夹闭了肾造瘘管，顺利出院了，手术后两周，小桂按照医生出院时的要求，在当地医院拔除了尿管。

　　手术后 3 个月，小桂再次回到北京，医生为他拔除了体内支架管，这一次，医生没有为他放置一根新管，并为他安排了相关的上尿路影像尿动力检查，通过检查显示，小桂的输尿管非常通畅，尿液再也不需要管子的引流就可以自己排到膀胱了。

　　拔管后 3 个月，小桂做了相关检查，仍提示输尿管通畅情况良好，肾功能也恢复到正常水平。此后，小桂重新恢复正常人的生活，定期在李学松主任团队门诊复查，至今恢复良好。

输尿管切开取石术后肾积水
——舌黏膜巧妙修复受损输尿管

小王的曲折就医路

小王（化名）25 岁，自由职业者，因突发左侧腰痛 2 天，在当地医院诊断为左侧输尿管上段结石，因结石较大，不能自行排出，遂于当地医院行腹腔镜输尿管切开取出术，结石取出后输尿管内放置了双猪尾管（又名双 J 管），术后 1 个月按要求于当地医院拔除了双 J 管，本以为即将结束此次结石的治疗旅程，回家后 1 周，小王反复左侧腰胀并腰部隐痛，不舒服已经影响到他的正常生活和工作，小王不放心，遂再次到医院进行 B 超检查，B 超医生告诉他：他的左肾积水很重。小王赶紧找到自己的医生，医生建议放置双 J 管或者直接肾造瘘，首先把肾功能保护起来，最终小王被顺利放置了双 J 管，他的腰痛和腰胀的感觉比之前缓解了许多。医生提供了两个选择：进行输尿管狭窄的球囊扩张或者直接开刀手术切除狭窄部位再进行输尿管的吻合。考虑到球囊扩张创伤更小，小王选择首先尝试球囊扩张手术，不久之后在当地医院做了输尿管狭窄的球囊扩张手术。

在苦苦等待了 2 个月后，终于又可以拔除双 J 管，但是复查仍旧有肾积水，考虑到为了保护肾功能，不得已在当地再次放置了双 J 管，小王压力越来越大，经过两次手术，结石解决了，可却出现了狭窄，年纪轻轻，想到未来怎么办，小王迷茫了，不知道后续怎么办。最终在寻找了众多信息后，小王来到北京大学第一医院找到了李学松主任上尿路修复团队，李学松主任为小王安排了输尿管逆行造影和泌尿系增强 CT 检查，检查结果提示上段输尿管 3 厘米左右的狭窄（图 4-9）。

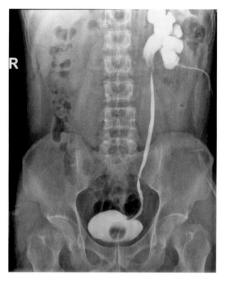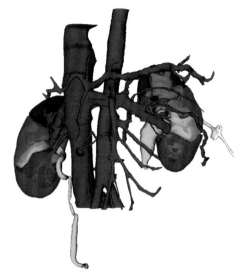

图 4-9　左侧输尿管上段狭窄逆行造影及三维重建示意图

　　李主任在全面了解小王的病情及影像资料后，考虑小王的狭窄端位于左侧上段，狭窄较长，考虑舌黏膜补片式修复手术最合适。

　　最终，小王在李主任的精细安排下实施了机器人辅助下的腹腔镜舌黏膜输尿管狭窄修复手术，术后 2 个月按要求拔除了体内双 J 管并复查了输尿管镜提示输尿管管腔通畅，舌黏膜修复部位愈合良好，B 超提示积水较前明显减轻，而且小王的腰痛腰胀感觉也明显缓解了，他现在坚持定期于李主任门诊复查，小王终于又回归到正常的生活和工作中了。

舌黏膜修复手术

　　舌黏膜修补手术，顾名思义，需要根据患者输尿管缺损情况，取一块长度适合的患者自体舌黏膜，修补输尿管狭窄的部位（图 4-10）。

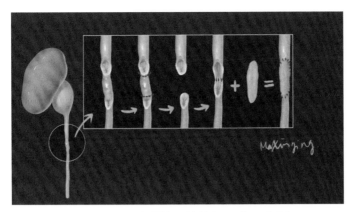

图 4-10　舌黏膜输尿管修复手术示意图

　　正常成人的舌头长度在 10 厘米左右，所使用的舌黏膜区域位于舌系带两边。手术中根据输尿管修补需要，取用一定宽度和长度的舌黏膜，必须做到取材充足但又不浪费。

　　小王的狭窄长度在切除瘢痕、缝合缩短距离后还缺损约 3 厘米，最终取用舌黏膜长度在 3.5 厘米左右。取出的舌黏膜是什么样的呢，像一小条滑滑的鱼片（图 4-11），舌黏膜取出后一般需要缝合舌头的创面，手术后医生会嘱咐患者漱口水漱口，术后 1 周内需采用吸管吸食流食（比如常温的水、米汤、果汁等流食），尽量避免过烫食物，缝合的线头会自行化解和脱落，少部分患者会有一些感觉异样，一般不影响正常的说话、味觉和咀嚼等功能。

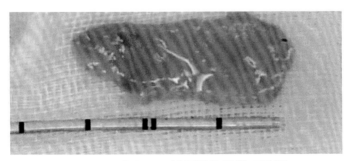

图 4-11　获取用于输尿管修补的舌黏膜

（大约长 3.5 厘米、宽 2 厘米）

长段输尿管狭窄——膀胱瓣腰大肌悬吊联合肠代输尿管重建

老高的故事

44 岁的老高是一名中学教师，几个月前的一天，老高突然感觉右侧腰部剧烈疼痛，疼得他在床上直打滚，怎么也没办法缓解。当地医院的医生告诉他，他是得了右侧输尿管结石。为了治疗输尿管结石，老高辗转多家医院，数次试图行输尿管镜取石，但由于老高的结石较大，无法通过输尿管镜取出。治疗期间老高偶尔觉得自己右侧腰部隐隐有些胀痛，但并没有在意。

后来老高来到了北京大学第一医院寻求帮助。由于老高的结石较大，之前两次输尿管镜都没能取出石头，这里的医生为他做了经皮肾穿刺，成功将右肾的结石取了出来。可令老高没想到的是，肾造瘘管造影发现他右侧的输尿管严重狭窄，狭窄段长度约 25cm。这对老高来说无疑是一个晴天霹雳，刚刚解决了结石的问题，却又发现了输尿管狭窄、肾积水。北大医院的医生给老高推荐了李学松主任，李主任又让老高检查了血常规、生化等一系列化验检查。血生化检查结果显示老高的肾功能处于轻度异常的状态。综合考虑这些检查结果及肾造瘘管造影的结果，李主任建议老高做膀胱瓣腰大肌悬吊联合肠代输尿管手术。

病情要点：

- 反复输尿管镜操作是引起输尿管损伤、狭窄的一种重要原因。
- 狭窄段长度是决定输尿管狭窄治疗方式重要因素。
- 对于狭窄段长度超过 20cm，且血肌酐处于临界值（32.6~176.8μmol/L）的患者，可以考虑行膀胱瓣腰大肌悬吊联合肠代输尿管手术。

经过一段时间的等待住院，李主任为老高实施了开放膀胱瓣腰大肌悬吊联合肠代输尿管手术，手术过程约 5 小时。术后 5 天随着引流量减少，医生为李主任拔除了腹部的引流管；术后 2 月老高回到门诊复查拔除了体内留置的双 J 管，拔除后李主任让老高又做了一次肾造瘘管造影，造影结果提示新的"输尿管"管腔通畅，吻合口部位愈合良好，于是拔除了老高的肾造瘘管，李主任告诉老高，以后还要每半年到门诊复查一次。老高感觉自己腰部胀痛的感觉明显缓解，心情也不再焦虑，又回到了自己热爱的讲台。

- 肠代输尿管手术术后可能的并发症包括：代谢性酸中毒、反复尿路感染、肠道吻合口漏或狭窄等，术后需密切随访，及时发现并进行相应处理。
- 肠代输尿管患者术后门诊复查时间节点：2 周——拔除尿管；2 个月——拔除 DJ 管；3 个月、6 个月——复查抽血、B 超、造影、CT、三维重建等检查；以后建议每 6 个月复查 1 次。

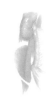

肠代输尿管手术

肠代输尿管手术是治疗长段输尿管狭窄的一种重要方法。此手术根据患者输尿管损伤情况，将患者自己的末段回肠分离，用以替代原先狭窄的输尿管。由于正常人肠道的长度是输尿管10倍以上，因此肠代输尿管手术理论上可以用于治疗任何长度的输尿管损伤或狭窄。

膀胱瓣腰大肌悬吊是在患侧膀胱裁剪出一条舌状瓣，通过缝合将膀胱瓣塑型成管状，再将近段输尿管重新植入膀胱内。该手术方式通过将膀胱裁剪、重塑，能够有效修补较大范围的中、下段输尿管狭窄。

肠道原本的功能是分泌消化液、吸收营养物质，肠黏膜能够影响尿液中酸碱及电解质平衡，因此肠代输尿管术后的患者可能会出现肾功能下降、酸中毒等代谢紊乱相关并发症。对老高这样肾功能处于临界值（血肌酐 $132.6 \sim 176.8\mu mol/L$）的患者，过去是存在相对手术禁忌的。通过将肠代输尿管手术与膀胱瓣腰大肌悬吊手术联合，可以有效缩短移植肠管长度，降低术后相关并发症出现的风险。这一创新术式是李学松教授国际首创，为肾功能处于临界范围的患者带来了新的希望。

由于膀胱瓣腰大肌悬吊联合肠代输尿管手术较为复杂，过去一般采用开腹途径进行手术。手术切口位于腹部正中线，长度约 $15 \sim 25cm$。手术过程中会在两处吻合口周围留置引流管，便于术后监测局部恢复情况，一般在术后5天左右引流量减少后拔除。近期，李学松教授团队开始应用达芬奇手术机器人开展此类高难度手术，大大减少了患者手术中受到的创伤，推进了该技术的微创化，手术例数位居世界前列。

北京大学第一医院泌尿外科李学松主任和周利群主任团队在上尿路重建领域不断推陈出新，于2017年7月在世界著名泌尿外科

杂志 *Urology* 以封面文章的形式发表了关于膀胱瓣腰大肌悬吊联合肠代输尿管手术的技术革新成果。*Urology* 在泌尿外科学界被称为金牌杂志，该文章的发表意味着北京大学第一医院上尿路修复团队实力达到世界先进水平。

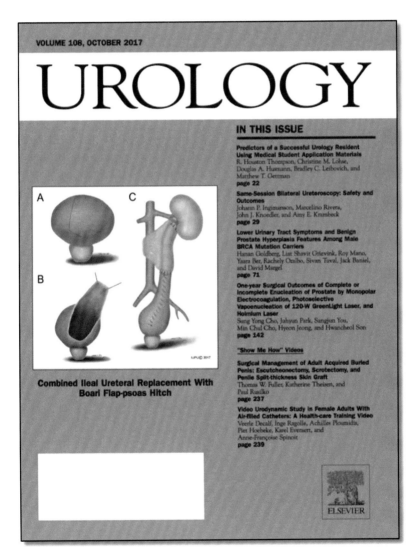

图 4-12 *Urology* 以封面文章的形式刊登团队技术革新成果

第五章

怎样做到高效就诊

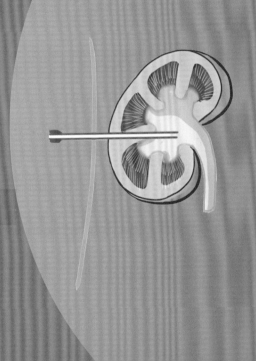

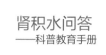

门诊就诊需要注意的事项

一、门诊就诊需要准备什么资料？

门诊就诊需要携带的检查，应该包括既往就诊的门诊病历，住院病历，如有相关手术，请携带手术记录。（一般复印的住院病历会包含这些内容），如果能在就诊前，把所有检查资料，按时间顺序整理标注好。还可以自行书写一份简要的既往疾病，以及就诊的记录。这些工作都将会提升您的就诊效率。

1. **体检报告**　告诉医生近期的基本身体状态。

2. **血常规、尿常规**　告诉医生您有没有尿路感染。

3. **血生化**　主要告诉医生您的肾功能（注意：如果有多次检验，请您务必记录历次检验的肌酐值，或者带上历次检验结果）。

4. **B超**　让医生再次确认肾积水的情况（注意：如果有多次检查，请您务必记录历次检查的肾盂扩张深度或积水程度，或者带上历次检查结果）。

5. **泌尿系 CT 片子及光盘**　比 B 超更清晰、准确，让医生了解积水的程度及梗阻的位置，CT 光盘可用于三维重建（注意：如果有多次检查，请您务必带上历次检查片子及光盘）。

6. **泌尿系增强 CT 片子及光盘**　比泌尿系 CT 更能准确发现梗阻的位置，CT 光盘可用于三维重建（注意：如果有多次检查，请您带上历次检查片子及光盘）。

7. **肾图（肾动态显像）**　告诉医生您双肾的功能状态（注意：如果有多次检查，请您带上历次检查结果）。

8. **泌尿系 MRI/ 增强 MRI 片子**　可以替代泌尿系 CT/ 增强 CT，但不能完全取代其地位（注意：如果有多次检查，请您带上历次检查片子）。

9. 静脉尿路造影、逆行尿路造影 确定梗阻位置及狭窄长度。

10. 泌尿系平片、尿道膀胱造影、尿动力学检查、胸片或胸部 CT 等 用于排除其他泌尿系疾病。

注意：如果有多次检查，请带齐历次检查影像资料及报告。

二、我有电子病例信息或者检查检验图片，能不带纸质版的不？

请您尽可能携带纸质或者影像学片子。由于医院设备的局限性，数字化的资料常常难以在门诊直观显示出来，且数字化资料会降低医生的诊疗效率，不利于门诊的高效运转。

三、我在北京大学第一医院做的手术，复查时候能不能不带病历和诊疗资料？

请您一定要携带所有病历及诊疗资料，包括本院的检查资料。由于医生也没法准确记得所有患者的详细情况，为了更好地就诊，并提高就诊效率，请您务必携带尽可能完整的疾病相关资料。

四、为什么我的检查要重新做？

检查是否需要重新做，需要根据具体情况来具体分析，一般来说，重新做的检查可能基于以下情况，一、前次检查时间距就诊时较长，不能准确反映目前的疾病情况。二、前次检查的效果存在一定的局限性，需要在我院复查。三、前期的检查资料，不能全面的评估目前的疾病状况。鉴于以上情况，医生会在就诊时酌情安排必要的检查，以保证诊断的准确性和治疗效果。

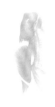
代替患者就诊需要准备什么？

一、如果患者不能来医院就诊，可以家属代替就诊吗？

可以。但首次就诊最好是患者亲自就诊，因为既往的诊断是否正确并不确定。此外医生在给患者看病时除了询问病史，查体也是很重要的一方面，比如对于因肾下垂引起肾积水的患者，医生从影像学中初步得出诊断，之后还会对患者进行肾脏触诊进而明确诊断，如果患者不来，如何进行查体？因此如果不是因行走不便等客观原因，医生还是建议患者首诊时亲自就诊。

二、代替就诊需要准备什么？

确实有亲自就诊困难者，家属代替就诊时需要注意：

1. **准备好所有材料**　包括患者以前的病历、化验单、影像学片子、病理片等。同时把患者的病情介绍详细写出来，内容包括主要症状、伴随症状、诊疗经过、用药史等。

2. **保证能及时通过电话、微信语音等通讯方式联系上患者**，使医生了解一些病情介绍没有提到的问题。

表 5-1　家属代替就诊时需要提前了解患者的信息

现病史	患者主诉	主要症状的发病诱因(着凉、劳累、饮食、药物、外伤等)
		症状特点(强度、类型、部位、性状、次数、缓急、时间、加重或缓解因素等)
		伴随症状
	诊疗经过	是否曾到医院就诊,做过哪些检查,检查结果有无异常
		治疗情况(具体治疗方式,手术或者保守,疗效及病情演变过程)
	一般情况	饮食、睡眠、大小便、体重、精神状态等
其他病史		有无药物过敏史、手术史、传染病史等
		有无相关病史(类似发作史,腹部病史、结石史、妇科病史、家族史等)

为什么要配合做好随访工作？

一、什么是随访

随访是指医院对曾在医院就诊的患者以通讯或其他的方式，进行定期了解患者病情变化和指导患者康复的一种观察方法。通过随访可以提高医院医前及医后服务水平，同时方便医生对患者进行跟踪观察，从而更好地为患者服务。

二、随访的意义

1. **疾病治疗特点要求定期随访** 除了输尿管狭窄段大于1cm、缺血性狭窄及输尿管中段损伤的患者，上尿路梗阻引起的肾积水一开始会采取微创治疗方案，包括长期留置输尿管支架或肾造瘘管、球囊扩张和输尿管内切开术，当治疗失败时才会考虑进行重建手术，微创治疗的复发率高，因此需要密切随访以便随时调整治疗方案。

2. **指导患者康复** 随访过程中医生会对患者心理和生活指导，尽可能减轻治疗后遗症，提高生活质量。

3. **积累医学经验** 重建手术的治疗效果需要长期的随访才能更科学的评估，积累医生经验、从而达到提高医疗质量和发展医学科学的目的。

国外指南已将随访作为医疗质量评估标准的关键指标，并有研究提示，随访能明显改善患者预后，降低再住院率。

三、随访的方式

肾积水患者随访首选 B 超，超声诊断肾积水简便易行，无辐射，无创伤，对肾积水诊断敏感性、特异性及准确性高，通过对比术前术后肾实质厚度、肾盂分离宽度和肾脏形态大小及肾血流阻力

指数（RI）判断肾积水梗阻改善程度及初步判断肾功能恢复情况。B超若显示肾积水有加重，可以加做CTU和肾核素显像以便更全面的了解肾功能。

根据所行的治疗方式的不同，采取的随访方案也各不相同，通常推荐超声检查每月1次×12次，随后每3个月1次×12次，再后每半年1次×4次，以后每年1次。此外利尿肾动态、MRI等检查也是评价术后效果的常用检查项目。随访过程中，如果肾积水有加重趋势，需要增加随诊复查的频率。

每次复查时同时做尿常规检查。如果尿常规中有白细胞增加等泌尿系感染表现，在用抗生素前，建议做尿培养检查，能搞清楚是什么细菌感染，根据尿培养结果，治疗选药会更有针对性，用了抗生素后很可能会造成培养阴性。

在术后随访第1~3个月，如果影像学提示患者的肾积水症状改善，此时患者应到医院拔出体内留置的支架管。切记，体内支架管在3~6个月时应予拔除或者更换，若在体内留置时间过久会导致严重后果，包括结石形成、感染等。

随访过程中，患者是重要的参与者，是客观信息的提供者。随访使医疗服务由传统的院内延伸到了院外，更从社会适应能力、心理、生理等多方面为患者提供了院外连续性个性化服务，很大程度满足了患者人性化需要，提高了患者医疗体验。

后记

在北京大学第一医院及相关合作医院的各位编者共同努力下，经过多次校对修改，《肾积水问答》终于得以与广大读者见面。

作为国内第一本专门针对上尿路积水的专业科普读物，李学松主任及其上尿路修复团队以极其认真严谨的态度完成了本书的撰写。本书在撰写过程中参考了大量国内外著作和资料，力求用简洁易懂的语言把医学专业知识体现出来。限于本书的篇幅和撰写时间等因素，错漏在所难免，恳请各位读者批评指正，我们团队将会在后续的版本中给予完善和更正。在本手册编写过程中得到中华医学会泌尿外科学分会尿路修复联盟和中国医师协会泌尿外科医师分会尿路修复重建学组以及北京市泌尿外科学会尿路修复与重建学组各位委员的鼓励和大力支持，在此深表谢意。

感谢人民卫生出版社对本手册出版的鼎力支持！

最后，希望本书能够给广大饱受肾积水疾病所带来痛苦的患者提供一定的帮助。